AF299034

# DE
# L'OBLITÉRATION SUBITE
## DES ARTÈRES

PAR DES

## CORPS SOLIDES OU DES CONCRÉTIONS FIBRINEUSES

DÉTACHÉS

DU COEUR OU DES GROS VAISSEAUX A SANG ROUGE,

PAR

## M. CH. SCHÜTZENBERGER,

PROFESSEUR A LA FACULTÉ DE MÉDECINE DE STRASBOURG.

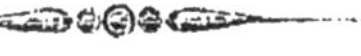



## STRASBOURG,

IMPRIMERIE DE G. SILBERMANN, PLACE SAINT THOMAS, 3.

1857.

DE

# L'OBLITÉRATION SUBITE

## DES ARTÈRES

PAR DES

CORPS SOLIDES OU DES CONCRÉTIONS FIBRINEUSES

DÉTACHÉS

DU COEUR OU DES GROS VAISSEAUX A SANG ROUGE.

———œooœ———

La circulation peut être brusquement interrompue dans des branches, même volumineuses, de l'arbre artériel, par une cause qui, jusqu'à présent, n'a que peu fixé l'attention des cliniciens et des anatomo-pathologistes français : je veux parler de l'oblitération subite des artères par des corps solides ou par des concrétions qui, formés dans le cœur ou dans les gros vaisseaux à sang rouge, détachés de leur siége primitif, et transportés par le torrent circulatoire, s'arrêtent, selon la direction qu'ils ont suivie et selon leur volume, dans différentes divisions artérielles secondaires.

Les archives de la science avaient enregistré depuis

1.

longtemps des faits isolés d'arrêt de la circulation artérielle, plus ou moins positivement rapportés à ce genre de lésion.

Dans une thèse publiée à Paris en 1828, M. ALLIBERT (*Recherches sur une occlusion peu connue des vaisseaux artériels considérée comme cause de gangrène*) rapporte une observation d'obturation des artères de l'extrémité supérieure gauche par des bouchons, dont il signale l'analogie avec des concrétions fibrineuses simultanément observées dans l'oreillette gauche du cœur.

Dès 1832, M. VICTOR FRANÇOIS, dans son *Essai sur la gangrène spontanée*, attribuait à des concrétions fibrineuses devenues libres des obstructions artérielles subites, constatées dans deux observations cliniques. L'une de ces observations appartient à l'auteur, l'autre est empruntée à HOGDSON.

En 1847, M. PIOCH a publié dans la *Gazette médicale de Paris*, p. 671, une autre observation se rapportant manifestement à ce genre de lésion. Cette observation relate des obstructions artérielles multiples, subites, successivement observées dans l'artère brachiale droite, puis dans l'artère crurale droite, et enfin dans l'artère crurale gauche. Cette dernière obturation s'est terminée par une gangrène qui s'est bornée. Le malade, affecté d'une hypertrophie du cœur, avec induration des valvules, a succombé quelques mois plus tard. Mais l'autopsie n'a pas été faite.

Dans un travail récemment publié dans la *Gazette hebdomadaire*, *Sur les polypes du cœur*, M. LEGROUX relate une observation recueillie par lui en 1836 : c'est un cas de rhumatisme articulaire avec endocardite, concrétions dans les cavités gauches du cœur et oblitération de l'artère sous-clavière gauche, de l'aorte, des iliaques, etc., sans.gangrène.

Les auteurs mentionnés n'ont pas fourni, à l'époque où leurs observations ont été recueillies, la démonstration anatomique de la théorie qu'ils invoquent, pour rendre compte des accidents observés au lit du malade. Or, la justesse d'une appréciation théorique n'acquiert une valeur scientifique complète que par la démonstration expérimentale. C'est à M. VIRCHOW qu'il était réservé d'établir de la manière la plus positive l'existence de cette cause d'arrêt subit de la circulation artérielle.

Dans un travail remarquable sur l'artérite aiguë (*Archiv für pathologische Anatomie und Physiologie,* 1847), l'anatomo-pathologiste allemand examine la doctrine de l'artérite aiguë, admise comme cause à peu près générale de l'obturation des artères. Cet examen, peu favorable à la théorie régnante, le conduisit à une étude plus approfondie des conditions de la coagulation du sang dans les artères et des causes réelles de l'obstruction de ces vaisseaux. Parmi ces causes, il signale et démontre celle par bouchons d'ordinaire fibrineux, détachés et transportés. Il a donné le nom d'*embolus* au corps obturant, et celui d'*embolie* à ce genre de lésion.

Le travail de M. VIRCHOW sur l'artérite est remarquable à plus d'un titre, et je regrette qu'il n'ait pas été traduit en France. La critique de la théorie courante de l'artérite s'appuie sur des expériences nombreuses, entreprises sur des animaux. Ces expériences ne laissent aucun doute sur la justesse des déductions. Des observations cliniques et nécroscopiques concluantes donnent une valeur encore plus grande, plus positive aux idées scientifiques émises.

En ce qui concerne l'obturation artérielle par embolie, englobée, comme tant d'autres lésions, dans l'artérite, le mémoire de M. VIRCHOW relate six cas, qui démontrent et l'origine et la nature des concrétions observées et constatées dans différentes branches de l'arbre artériel.

Depuis que M. VIRCHOW a publié son travail, les recueils périodiques anglais et allemands ont rapporté presque chaque année une ou plusieurs observations confirmatives. C'est ainsi que KIRKES en 1852 (*Méd. chir. Transact.*, t. XXV, p. 281), SIBLEY en 1852 (*Med. Times and Gaz Oct.*), TUFFNEL en 1853 (Dublin, *Quarterly Journal*, may, p. 371), DOEDERLEN et RÜHLE en 1853, VIGANDT en 1854 (Thèse inaugurale, soutenue à Dorpat), ont publié, avec des détails suffisamment démonstratifs, des faits d'obturation par embolie dans différentes branches artérielles, soit dans les artères cérébrales, soit dans celles des extrémités.

En 1853, M. BIERCK, l'un de nos élèves, a publié une thèse inaugurale à la faculté de Strasbourg, *Sur le ramollissement cérébral, suite de l'oblitération des artères du cerveau.* Dans ce travail, M. BIERCK rapporte une observation de notre collègue M. le professeur agrégé STROHL. Cette observation, extrêmement remarquable, constate : 1° une lésion de la valvule mitrale; 2° des concrétions fibrineuses dans l'oreillette gauche ; 3° des oblitérations consécutives des artères vertébrale gauche et sylvienne, avec ramollissement du cerveau à gauche; 3° une oblitération de l'artère iliaque primitive gauche, avec gangrène du membre inférieur gauche.

Avant que, par la lecture du travail de M. VIRCHOW, mon attention fût éveillée sur l'origine des bouchons fibrineux , j'avais observé à la clinique deux faits d'obturation artérielle subite, savoir :

1° Chez un homme d'une quarantaine d'années, atteint d'une affection organique du cœur gauche, avec lésion de l'orifice et de la valvule mitrale, une obturation subite des deux artères iliaques, terminée par gangrène des deux extrémités inférieures.

2° Chez une femme âgée de quatre-vingts ans environ, atteinte de degénérescence athéromateuse des artères, une obturation également subite de l'artère cérébrale moyenne, suivie de ramollissement cérébral.

Dans aucun de ces cas, l'origine des concrétions obturantes ne put être assez rigoureusement démontrée. Mais depuis j'ai eu occasion de recueillir trois autres faits qui ne laissent plus aucun doute dans mon esprit. Je crois donc utile d'apporter le contingent de mes observations en vue d'élucider un genre d'affection très-grave et beaucoup plus fréquent qu'on ne pourrait être tenté de le croire.

Les observations enregistrées , mais disséminées dans les archives de la science, sont assez nombreuses pour permettre de tenter une esquisse de l'histoire générale de l'oblitération artérielle par embolie.

Comme il s'agit d'une affection qui n'a pas encore pris rang dans le cadre nosologique, j'exposerai d'abord les raisons scientifiques qui permettent d'attribuer à des corps détachés et transportés certaines obturations artérielles subites ; je fournirai ensuite, par quelques observations suffisamment démonstratives, la preuve expérimentale clinique et nécroscopique du fait, et je terminerai, d'après une analyse des faits connus, par un résumé de l'histoire générale de ce genre d'affection.

La probabilité scientifique de l'obturation artérielle par embolie est établie du moment qu'il est prouvé :

1° Que des corps solides peuvent se produire dans le cœur ou dans les gros vaisseaux à sang rouge ;

2° Que ces corps peuvent devenir libres en se détachant de leur siége primitif ;

3° Qu'ils peuvent être entraînés par le courant sanguin et transportés à distance dans les divisions artérielles.

Personne ne peut révoquer en doute la formation de corps solides dans le cœur et dans les gros vaisseaux à sang rouge, l'artère aorte et les veines pulmonaires.

Dans le cœur gauche, l'anatomie pathologique a constaté :

1° Le développement de concrétions fibrineuses par coagulation du sang intra-cardiaque. Les unes sont récentes, les autres anciennes et dans un état d'organisation plus ou moins avancé. Si la plupart des concrétions fibrineuses récentes que l'autopsie révèle peuvent être considérées comme un phénomène cadavérique qui résulte de la coagulation du sang pendant l'agonie, ou même après la mort, il en est d'autres manifestement anciennes. De ce nombre sont :

*a*) Certaines concrétions fibrineuses décolorées, pelotonnées ou en masses aplaties, enchevêtrées dans les colonnes charnues et les tendons valvulaires ;

*b*) Les polypes globuleux solides ou plus ou moins ramollis au centre, contenant, comme dans une coque fibrineuse solide, une matière jaunâtre, pultacée ou crémeuse, offrant à l'inspection simple les caractères physiques du pus, mais se révélant, au microscope, comme formée de globules graisseux, de corpuscules amorphes et de cristaux de cholestérine. Peut-être faut-il ranger dans la même catégorie certaines concrétions verruqueuses, mamelonnées, en crête de coq, en choux-fleurs ou stalactiformes.

Je n'examinerai pas ici en détail le mode de formation de tous ces corps. Il en est, et de ce nombre sont plus spécialement les excroissances verruqueuses, qui ont été attribués à l'organisation d'exsudats inflammatoires déposés à la surface interne du cœur. Mais cette théorie, émise et défendue par des hommes dont le nom fait autorité dans la science, n'a jamais été généralisée, même par ceux qui ont fait jouer à l'endocardite un rôle prédominant dans l'étiologie de la plupart des lésions cardiaques. M. BOUILLAUD admet positivement que les polypes globuleux dérivent de la coagulation du sang intra-cardiaque lui-même. L'existence de ce genre de polypes suffit pour le moment pour prouver la possibilité de la formation, pendant la vie, de coagulations fibrineuses du sang contenu dans le cœur. Pour peu que l'on y réfléchisse, on sera conduit à admettre que la production de concrétions fibrineuses par coagulation du sang est un fait beaucoup moins rare qu'on ne le pense trop généralement. Si les anciens ont abusé de cette doctrine, les modernes l'ont trop restreinte ; on a perdu de vue les conditions étiologiques éminemment favorables à la coagulation du sang qui se trouvent ici, je puis dire, accumulées dans le cœur, et que certains états pathologiques réalisent au plus haut degré.

Parmi ces conditions, je signalerai en première ligne

le ralentissement de la circulation. Toutes les fois que
le courant sanguin est notablement entravé, le phénomène physique de la coagulation intra-vasculaire de la
fibrine tend à se produire ; il se produit d'autant plus
facilement, qu'à cette cause viennent s'ajouter, comme
influences adjuvantes, des modifications dans l'état des
parois en contact avec le sang, ou certaines altérations
du sang lui-même. Presque toutes les affections organiques du cœur avancées dans leur développement, les
dilatations considérables, les lésions des orifices et des
valvules, aboutissent à un ralentissement de la circulation intra-cardiaque, et présentent, en même temps
des modifications des parois remarquables, des surfaces anfractueuses souvent inégales, rugueuses ou dé-
générées.

Or, c'est précisément dans ces conditions pathologiques que l'observation a constaté, d'un côté, le développement des concrétions polypiformes, et de l'autre,
sous l'influence de ces mêmes conditions, la production fréquente de l'obturation subite des artères. La
syncope, l'influence de la digitale ou d'autres substances
toxiques peuvent amener un résultat analogue. On ne
peut même pas absolument rejeter, *à priori*, l'influence
des émotions morales capables de produire dans la circulation cardiaque des troubles remarquables.

La rareté des polypes globuleux n'implique pas celle
des concrétions fibrineuses en général. Le polype globuleux est une concrétion volumineuse ancienne, plus
ou moins adhérente, qui a subi sur place un certain
degré de transformation ; mais rien ne prouve que des
concrétions récentes ne puissent pas être immédiatement entraînées.

Ces concrétions plus ou moins anciennes, aplaties, enchevêtrées dans les colonnes charnues ou les cordes tendineuses, ces polypes globuleux, ces excroissances verruqueuses ou stalactiformes que l'anatomie pathologique révèle, sont-elles toujours unies aux parois d'une manière assez intime pour ne pouvoir s'en détacher jamais? La possibilité du contraire est si évidente qu'elle a frappé l'esprit de la plupart des observateurs. « Dans « quelques cas aussi, » dit M. BOUILLAUD à la fin de son chapitre sur les polypes du cœur, « il est probable que « des concrétions du cœur sont expulsées dans le sys-« tème vasculaire. Mais c'est trop s'arrêter sur une « question pour la solution de laquelle nous manquons « d'un nombre suffisant d'observations exactes » (BOUIL-LAUD, *Maladies du cœur*, t. II, p. 618).

2° Indépendamment des concrétions produites par la coagulation du sang intra-cardiaque, il existe d'autres conditions morbides, capables d'amener la formation de corps solides, susceptibles de se détacher du cœur.

L'endocardite, si nous en croyons M. BOUILLAUD, serait une condition éminemment favorable à ce genre de productions. Voici, en effet, comment le savant professeur s'exprime au sujet de l'inflammation aiguë de la membrane interne du cœur : « Une circonstance qui, « je l'avoue, s'oppose puissamment à ce que l'on re-« connaisse généralement l'endocardite aiguë, toutes « les fois qu'elle existe, sur le cadavre, c'est l'impos-« sibilité où l'on est, dans l'immense majorité des cas, « de constater la matière anormale sécrétée sous l'in-« fluence de cette inflammation. Cette matière, en effet, « soit qu'elle consiste en du véritable pus, soit qu'elle « se compose d'une partie séreuse, dans laquelle est

« contenue une matière pseudo-membraneuse, se trouve
« incessamment balayée par la colonne sanguine qui
« coule à travers les cavités du cœur. »

Je n'invoquerai cependant pas la production d'exsudats libres, déposés à la surface interne du cœur, sous
l'influence de l'endocardite aiguë, comme une condition aussi fréquente que semblerait devoir le faire admettre le passage que je viens de citer. La fréquence,
sinon la réalité de ces exsudats libres, n'est rien moins
que démontrée, et, si l'hypothèse de M. Bouillaud était
vraie, l'obturation artérielle devrait se produire bien
plus souvent à la suite de l'endocardite aiguë que cela
n'a lieu en réalité. Car, enfin, ces exsudats pseudo-
membraneux, incessamment balayés, où peuvent-ils
aller? sinon dans les artères. Que peuvent-ils devenir?
sinon des causes mécaniques d'obstruction artérielle.

Je rapporterai cependant deux faits d'endocardite bien
évidente, avec rupture de la valvule mitrale, qui ne
laissent aucun doute sur la réalité d'exsudats inflammatoires, non pas, il est vrai, fournis par l'endocarde phlo-
gosé intact, mais bien par les surfaces d'une déchirure
valvulaire.

Quand on rencontre à la surface interne du cœur des
couches pseudo-membraneuses, il est fort difficile d'é-
tablir positivement que ces productions proviennent
d'une exsudation plutôt que d'un dépôt de la fibrine du
sang coagulé. Mais quelle qu'en soit l'origine, leur existence est constatée par l'anatomie pathologique. Si,
dans un grand nombre de cas, ces couches fibrineuses,
intimement unies avec les parois, avec les valvules, ou
disposées autour des cordes tendineuses, forment corps
avec les tissus sous-jacents et conduisent au rétrécis-

sement des orifices, à l'épaississement des valvules et à leur incrustation, il est certain que d'autres fois, dans des cas plus rares, l'adhérence est moins intime, et que des couches pseudo-membraneuses se rencontrent en partie détachées et comme flottantes.

Enfin, quelle que soit l'origine de la dégénérescence des valvules et des incrustations observées à la surface interne du cœur, elles altèrent les organes et diminuent souvent la résistance des tissus ; de là les déchirures des voiles membraneux des valvules et des cordes tendineuses, constatées par des autopsies. Les incrustations elles-mêmes, quand elles deviennent calcaires, acquièrent quelquefois une grande épaisseur ; elles se ramollissent, elles deviennent friables, et, sur le cadavre, il est facile de les rompre et d'en détacher des fragments.

Il résulte de tout ce qui précède, que l'anatomie pathologique révèle de la manière la plus positive, dans les cavités gauches du cœur, la production de corps solides en contact immédiat avec le courant sanguin. Quelques-uns de ces corps, comme les concrétions fibrineuses et certains polypes globuleux, ont été trouvés dans le cœur même, détachés en partie ou en totalité ; d'autres, généralement adhérents, peuvent néanmoins s'observer dans des conditions qui démontrent jusqu'à l'évidence la possibilité de la rupture de leurs adhérences. L'effort de cent quatre-vingts grammes de sang, balayant à chaque pulsation, en moins d'une seconde, et sous la pression d'un quart d'atmosphère, les parois du cœur, serait-il donc moins énergique que la traction si faible qui, sur le cadavre, suffit quelquefois pour détacher complétement ces corps à peine adhérents.

Dans l'artère aorte et dans ses divisions principales, l'anatomie pathologique révèle également la formation de corps solides, susceptibles de se détacher et d'être portés par le courant sanguin dans des divisions artérielles secondaires.

La dégénérescence athéromateuse qui domine la pathologie de l'arbre artériel réalise, dans son évolution successive, une série de conditions différentes, éminemment favorables à ce genre de productions.

1° Quand les plaques athéromateuses ont acquis une certaine épaisseur, il se produit dans les couches les plus externes un travail de ramollissement qui transforme peu à peu le dépôt en une masse pulpeuse, composée d'ordinaire de globules de graisse et de cristaux de cholestérine, mais qui contient fréquemment aussi de la matière solide calcaire ; ces dépôts, plus ou moins ramollis, deviennent très-fréquemment libres ; l'abcès athéromateux se vide dans la cavité du vaisseau, et les matières qui le constituent sont en contact avec le courant sanguin. Des lamelles crétacées entrent fréquemment dans la composition des parois qui recouvrent les dépôts ramollis. Il n'est pas rare de trouver, dans des autopsies, des plaques solides soulevées par un bord, en partie détachées et plongeant dans la cavité même du vaisseau. Une légère traction suffit parfois pour détruire un reste d'adhérence ; le courant sanguin ne peut-il pas, dans certains cas, produire un effet analogue ?

2° Les lamelles crétacées, à moitié détachées, à surfaces rugueuses, à bords irréguliers, plongeant dans le courant sanguin, peuvent produire la coagulation de la fibrine qui se dépose autour d'elles comme autour d'une

aiguille, d'un fil ou de tout autre corps étranger introduit, à travers les parois, dans la cavité d'une artère.

Des concrétions analogues peuvent se former dans
les artères athéromateuses dilatées. Dans ce cas, en
effet, le cours du sang se ralentit en raison de l'aug-
mentation même du calibre du vaisseau, et de la perte
d'élasticité des parois altérées; la coagulation peut être
de plus favorisée par des surfaces rugueuses, des dilatations partielles plus ou moins considérables; elle a
lieu inévitablement dans les cas où les tuniques interne
et moyenne se trouvent détruites, et la tunique externe
dilatée sous forme d'une poche anévrismale. Dans tous
ces cas de concrétions fibrineuses non obturantes, on
comprend que le coagulum, incessamment agité par le
sang en circulation, puisse se ramollir, se rompre en
fragments qui, devenus libres, se trouvent en contact
immédiat avec le courant sanguin.

Dans les veines pulmonaires, les conditions favorables
à la production de corps solides sont moins nombreuses
que dans le cœur et les gros troncs artériels. Néanmoins, l'une des observations les plus démonstratives
de VIRCHOW se rapporte précisément à des concrétions
fibrineuses, détachées de coagulations formées dans les
veines pulmonaires à la suite de gangrène du poumon.

S'il est démontré que des corps solides, formés dans
le cœur ou dans les gros vaisseaux à sang rouge,
peuvent devenir libres et flottants, peuvent-ils être entraînés et portés au loin dans l'arbre artériel par le courant sanguin? *A priori*, il n'existe aucune raison phy-
siologique pour douter de la possibilité du fait. Mais le
fait même de la possibilité du transport de corps so-

lides dans le système circulatoire a été de plus démontré par des expériences concluantes.

M. Virchow a prouvé que des corps solides, des
morceaux de caoutchouc, des fragments de chair musculaire, des concrétions de fibrine, introduits dans la
veine jugulaire de chiens, traversent rapidement le
cœur droit et se retrouvent dans les divisions de l'artère pulmonaire. Cette série d'expériences fort intéressantes a été instituée en vue de démontrer la possibilité
de l'obturation de l'artère pulmonaire par des concrétions fibrineuses formées dans les veines, et transpor-
tées au loin par le courant du sang veineux, à travers
le cœur droit, jusque dans les divisions de l'artère
pulmonaire. En ce qui concerne le transport des corps
solides par le sang artériel, Virchow a introduit dans
l'artère carotide d'un chien un morceau de caoutchouc
et l'a poussé jusque dans l'artère aorte ; le corps étranger, entraîné par le courant sanguin, a été retrouvé
dans l'artère axillaire.

Quelque grandes que soient les probabilités scientifiques, elles ne suffisent pas cependant pour faire admettre d'emblée, dans le cadre nosologique, l'embolie
artérielle. La démonstration positive de la réalité de
cette affection ne peut être fournie que par des observations cliniques et nécroscopiques qui ne permettent
aucune autre interprétation théorique.

L'observation suivante, recueillie à la clinique de la
faculté de Strasbourg, peut être rangée parmi les faits
les plus probants.

Obs. I<sup>re</sup>. *Attaque apoplectiforme ; perte de connaissance, avec hémiplégie du côté droit. Frissons répétés ; état comateux ultime. Mort le vingt-deuxième jour. A l'autopsie : Infarctus cérébral circonscrit, à gauche, en voie de ramollissement ; obturation complète de l'artère sylvienne gauche par un bouchon fibrineux. Infarctus multiples de la rate, avec obturation de deux branches de l'artère splénique. Infarctus du rein, avec obturation d'un rameau afférent de l'artère rénale. Rupture de la valvule mitrale, avec incrustations stalactiformes des tendons et des bords de la déchirure. Identité de composition des bouchons artériels et des concrétions valvulaires. Épanchements séreux dans la plèvre gauche.*

Philippe Siegwald, ancien douanier, âgé de vingt-neuf ans, entre à la clinique chirurgicale, service de M. le professeur Sé-DILLOT, le 9 janvier 1856, pour un gonflement douloureux du poignet, suite d'une rixe. Adonné à l'ivrognerie, cet homme avait le teint pâle, le facies abattu, mais ne paraissait pas autrement malade.

Le 15 janvier, il avait été levé toute la journée, avait mangé comme à l'ordinaire, et rien n'annonçait chez lui l'imminence d'accidents sérieux.

Le 16, à sept heures du matin, on le trouva étendu, sans connaissance, à terre, à côté de son lit, avec une hémiplégie complète du côté droit. Il fut immédiatement transporté à la clinique médicale.

A l'examen du malade, on constate l'état suivant :

Décubitus dorsal, physionomie hébétée, face un peu rouge avec légère teinte jaune, peau chaude, pouls développé, résistant, à 90 pulsations régulières, langue et lèvres sèches. Stupeur, de temps en temps gémissements, aucune réponse aux questions ; les membres droits soulevés retombent comme des masses inertes ; la sensibilité est généralement obtuse, mais conservée à droite ; la peau pincée provoque un gémissement et une contraction douloureuse des muscles de la face ; cette contraction est plus marquée à gauche qu'à droite. Vessie distendue par de l'urine. Abdomen du reste souple. Respiration normale. Le cœur n'est pas examiné ; rien n'attirait l'attention de ce côté. Néanmoins, l'un de nos élèves constate l'existence d'un bruit de

2

souffle cardiaque, qui ne fixe pas spécialement l'attention (prescription : 20 sangsues à l'apophyse mastoïde gauche ; lavement apéritif ; fomentations froides à la tête ; cathétérisme).

Le 17, même état de l'hémiplégie, la paralysie faciale est un peu plus prononcée. Un peu moins de stupeur. Pas de réponses aux questions ; mais, sollicité, le malade montre la langue qui n'est point déviée. Peau chaude, sudorale ; selles et urines involontaires. Pouls régulier à 90 (prescription : 20 sangsues ; fomentations froides en permanence ; affusions froides en arrosoir sur la tête ; purgatif avec huile de ricin 30 grammes et une goutte d'huile de croton).

A la suite des affusions froides répétées, la stupeur diminue momentanément. Le malade semble mieux comprendre les questions, prononce des paroles inintelligibles, mais retombe bientôt dans son état primitif. Selles et urines involontaires.

Malgré l'emploi continu des fomentations froides et des affusions répétées, malgré plusieurs applications de sangsues et l'administration de purgatifs, l'état du malade ne change pas les jours suivants.

Le 27, au soir, frisson violent, suivi de rougeur de la face, avec pouls vif, fréquent, sueurs abondantes.

Le 28, à cinq heures du matin, nouveau frisson qui a duré une heure ; affaissement plus grand ; stupeur plus profonde ; même état de paralysie droite. A l'examen de la poitrine, on constate, en arrière et à gauche, de la matité s'étendant supérieurement jusqu'à l'angle de l'omoplate, et du souffle tubaire. Les gémissements donnent un retentissement vocal qui se rapproche de l'égophonie ; pas de râles. Epanchement pleurétique.

Du 27 janvier au 6 février, l'état du malade change peu. Les frissons se reproduisent fréquemment à des heures irrégulières, offrant les caractères des frissons de la pyoèmie. On insiste sur les purgatifs, et l'on pratique plusieurs fois la cautérisation ponctuée répétée derrière l'oreille.

Du 6 au 8 février, affaissement considérable. Stupeur profonde ; souvent tremblement musculaire du tronc et des extrémités. Pouls filiforme très-fréquent, irrégulier. Contracture des muscles de la mâchoire. Déglutition difficile. Respiration stertoreuse. Mort le 8 dans la nuit.

*Autopsie* faite trente heures après la mort.

*Encéphale*. Rien de particulier aux os du crâne, ni à la dure-mère. Sinus veineux vides de sang ; veines cérébrales des circonvolutions contenant peu de sang. Sérosité un peu trouble, mais sans exsudat inflammatoire dans le tissu arachnoïdien. Sablure notable de la substance blanche de l'hémisphère gauche.

Au niveau du ventricule latéral gauche, dans le tiers moyen de l'hémisphère, on tombe, en faisant des sections horizontales, sur un foyer de substance cérébrale altérée. Ce foyer est de forme irrégulière, du volume d'un gros œuf de pigeon ; il occupe une partie du centre ovale et le corps strié. Il a, d'avant en arrière, quatre centimètres d'étendue, et se continue, de haut en bas, jusqu'à un demi-centimètre de la surface inférieure de l'hémisphère. La surface de section offre une teinte jaune grisâtre sale, qui tranche très-nettement sur la substance blanche normale qui l'enveloppe ; la séparation se fait sans transition graduée, d'une manière très-nette, en arrière, par une ligne de démarcation d'une teinte rose pâle, d'un demi-millimètre d'épaisseur ; en avant, la ligne de démarcation est de couleur jaune sale.

La substance cérébrale, au pourtour du foyer, est plus ferme qu'à l'état normal, sans trace d'inflammation. La substance même du foyer est ferme et nullement ramollie dans les parties supérieures correspondantes au centre ovale ; mais plus bas, vers la partie inférieure de l'hémisphère, la consistance diminue, sans arriver à un état de ramollissement pultacé. Dans le corps strié, on trouve, en avant, dans les couches superficielles, la substance ramollie dans l'étendue d'un gros haricot ; la couleur de ce foyer est plus jaune et rappelle la coloration de la substance cérébrale infiltrée de pus. Plus profondément, et séparé du premier ramollissement par de la substance d'une teinte jaune rosé, existe un second foyer de ramollissement du volume d'une petite noisette ; la substance y est diffluente, crémeuse, d'une teinte jaune grisâtre, entourée de tissu également altéré, d'une couleur jaune sale, mais de consistance plus ferme.

L'artère sylvienne du même côté, qui fournit les vaisseaux sanguins précisément à cette circonscription de l'hémisphère cérébral, est obturée, à son origine, par un bouchon de la grandeur d'un petit pois, très-exactement circonscrit et distendant un peu l'artère. Il est consistant, d'une couleur blanche, tirant un peu sur le jaune, arrondi inférieurement, à surface légèrement rugueuse, adhérent aux parois ; il est cependant facile de l'en détacher. Ce bouchon a une longueur de 3 à 4 millimètres, et une épaisseur de 2 millimètres. Son extrémité cardiaque est coiffée par un petit coagulum, rouge, grumeleux, non adhérent aux parois, et peu adhérent au bouchon lui-même; ce coagulum est terminé en cône vis-à-vis de la naissance de l'artère cérébrale antérieure. Un coagulum analogue se trouve au delà du bouchon; mince, filiforme, il se prolonge dans l'étendue de quinze millimètres dans l'artère, sans en remplir la cavité et sans adhérence aux parois.

Les parois de l'artère, au niveau de l'obstruction, sont tout à fait normales, sans injection, sans épaississement ni opacité des tuniques. Les artères cérébrales ne sont, du reste, nullement altérées et n'offrent nulle trace de dégénérescence athéromateuse. Le reste du cerveau est sain.

*Rate.* Un peu plus volumineuse qu'à l'état normal. A son bord convexe, on remarque une légère élevure d'une étendue de 3 centimètres, qui tranche par sa coloration jaune sale sur la couleur brune normale. La membrane qui recouvre cette tache est plus opaque et épaissie. Cette tache est la base d'un infarctus en forme de cône tronqué irrégulier, qui se prolonge de 2 à 3 centimètres dans le tissu splénique. Le sommet tronqué qui le termine a 1 centimètre de diamètre. Ce foyer est d'une coloration jaune paille; ses limites sont très-nettement accentuées. Il est bordé tout autour par un liséré de substance splénique, d'un rouge plus clair que le reste du tissu. A sa périphérie, il est d'une consistance presque fibreuse; le centre est plus mou, mais non diffluent. Deux autres foyers semblables, l'un de même volume, l'autre du volume d'un gros œuf de poule, existent dans d'autres points. Leur forme est plus irrégulière; mais tous deux sont exactement délimités et bordés d'un liséré rouge. La substance de l'un de ces foyers est plus ramollie au centre, d'une couleur jaune et rouge lie de vin.

L'analogie de ces foyers spléniques et du foyer cérébral était frappante. Les grosses branches de l'artère splénique étaient libres. Mais, en poursuivant la dissection, on rencontre deux rameaux du volume d'un fétu de paille, dirigés exactement vers deux des foyers, offrant, comme l'artère sylvienne, une obturation complète. Cette obturation était produite, dans les deux artères, par un corps blanc sale, du volume d'un grain de chenevis, exactement circonscrit, à surface un peu rugueuse, de consistance solide, très-peu adhérent aux parois, coiffé des deux côtés par un petit caillot rouge foncé, mou, non adhérent, tranchant très-nettement sur la coloration blanche du bouchon. Les tuniques artérielles sont saines partout.

*Reins.* Pâles, exsangues. A la partie supérieure du bord convexe du rein gauche existe un infarctus conique, cunéiforme sur la coupe, du volume d'une noisette, d'une couleur jaune paille, plus consistant que le tissu normal, très-exactement circonscrit et entouré d'un liséré rosé. Disséqué avec soin par notre habile chef des travaux anatomiques, M. KOEBERLÉ, l'artériole qui conduit à ce foyer fut trouvée oblitérée par un coagulum fibriniforme; mais il a été impossible, en raison du petit volume, de retrouver un bouchon exactement circonscrit. Un second foyer, exactement semblable, existait à côté du premier.

*Cœur.* Rien d'anormal à l'extérieur; volume normal. Cœur droit sain, rempli par un coagulum fibrineux d'agonie, consistant, jaune marbré de rouge, gélatiniforme.

L'endocarde du cœur gauche est parsemé de taches laiteuses, sans épaississement notable. Valvules aortiques saines.

La partie antérieure de la valvule mitrale est un peu épaissie près de l'insertion des tendons du muscle papillaire; elle a néanmoins conservé sa souplesse.

La lame postérieure de la valvule mitrale est rompue dans toute sa hautenr à sa partie moyenne. La déchirure s'étend jusqu'au bord adhérent de la valvule, et comprend toute l'épaisseur du voile membraneux. La surface de la rupture est irrégulièrement déchiquetée; elle a son siége au milieu d'un tissu mamelonné, formant des végétations stalactiformes. Ce tissu est jaunâtre, friable, crétacé, épais de trois à cinq millimètres, et développé dans une étendue de 2 centimères dans la partie moyenne de la valvule, principalement du côté de la cavité auriculaire.

Les concrétions sur les bords de la déchirure se présentent au premier aspect comme des végétations. L'une de ces excroissances offre, à son extrémité libre, une perte de substance; son bout, au lieu d'être arrondi, est creusé en cupule, à surface irrégulière, comme celle d'une déchirure.

Les tendons du muscle papillaire sont un peu épaissis du côté de la valvule; quelques-uns d'entre eux présentent des particularités intéressantes. Deux de ces tendons, correspondant à la déchirure, sont rompus eux-mêmes, enroulés en forme de tire-bouchons, et flottent librement par leur extrémité valvulaire. Ce bout flottant est renflé en forme de massue, de la grosseur d'un grain de chenevis, et recouvert d'une substance blanche solide fibrineuse et crétacée. A droite, au delà de la rupture, flotte librement un autre tendon, à l'extrémité duquel est appendue une petite masse irrégulière, arrachée du bord de la valvule.

*Examen microscopique, fait par M.* Koeberlé, *professeur agrégé, chef des travaux anatomiques.*

1° La surface de la rupture est couverte d'une couche de globules ayant tout à fait l'apparence et le volume des globules de pus et de cytoblastes à l'état de globules purulents.

2° Au-dessous de cette couche de globules, on rencontre une grande quantité de corps fibro-plastiques, fusiformes, à extrémités plus ou moins ténues et allongées, dont l'organisation est déjà très-avancée.

3° Les parties saines de la valvule se composent de fibres connectives disposées en faisceaux ondulés, d'un diamètre de 0,1 à 0,05 centimillimètres et au-dessous.

4° Dans les endroits épaissis, les fibres connectives sont très-distinctes; leur diamètre est de 0,5 à 0,3 centimillimètres. Sur leur trajet, ou plutôt dans leur intérieur, se trouvent des granulations très-ténues qui se dissolvent lentement dans l'acide acétique. Au milieu des faisceaux de fibres connectives se remarquent des corps fibro-plastiques assez nombreux, dont les extrémités, plus ou moins fendillées, renferment des noyaux granulés.

5° Dans les tissus altérés, en voie de se crétifier, les fibres connectives s'épaississent de plus en plus et deviennent en même temps très-friables. Leur diamètre a 0,4 et jusqu'à 0,8 centimillimètres. Elles renferment de nombreuses granulations qui disparaissent sous l'influence de l'acide acétique et de l'acide chlorhydrique, en donnant lieu à un dégagement de gaz (acide carbonique). Par l'évaporation, il se forme un dépôt de sels de chaux. Les fibres, devenues transparentes après l'action des acides, redeviennent très-distinctes par la teinture d'iode; on n'y distingue plus de traces de corps fibro-plastiques.

6° Les endroits plus crétifiés présentent les caractères que nous venons d'énumérer; mais la structure fibreuse primitive ne peut plus être reconnue. Dans les parties les plus altérées, où la crétification est la plus avancée, et au milieu desquelles la déchirure s'est effectuée, on n'obtient plus que des grumeaux amorphes, extrêmement friables, chargés d'une grande quantité de carbonate calcique, qui les rend presque opaques. Après l'action des acides, il est impossible de retrouver la structure des fibres connectives.

Les parties renflées, irrégulières, par lesquelles se terminent les tendons rompus, décrits plus hant, ont une structure et donnent des réactions identiques aux parties précédentes.

Le corps renfermé dans l'artère sylienne se comporte à l'inspection microscopique et sous l'influence des acides absolument comme les tissus du bord de la rupture de la valvule mitrale et les corps des extrémités des tendons.

L'un des corps solides retirés de l'artère splénique a présenté des caractères absolument identiques. Les autres corps obturants ont été égarés.

Les appendices fibrineux, qui entourent les corps obturants des artères, offrent, au contraire, les caractères microscopiques de la fibrine pure. Ce sont des grumeaux, des lamelles amorphes, granulées, striées, mais ne renfermant aucune trace de carbonate calcique.

M. Koeberlé conclut de ses recherches :

1° Que la valvule mitrale, primitivement altérée dans sa structure anatomique et dans ses propriétés physiologiques, par suite de l'incrustation calcaire de sa trame fibreuse et de la friabilité des fibres connectives ainsi incrustées, s'est rompue dans la partie la moins résistante. La rupture a dû s'effectuer pendant la systole ventriculaire, au moment de la distension de la valvule.

2° Que les corps trouvés dans les artères obturées ne peuvent provenir que de la valvule déchirée, soit des bords de la rupture, soit de l'incrustation des extrémités tendineuses.

3° Que l'altération de la valvule mitrale réside surtout dans l'évolution pathologique des fibres connectives, qui en composent la trame.

Par une investigation microscopique minutiéuse, il a été possible de suivre la marche progressive de cette altération. Les fibres se sont hypertrophiées et sont devenues de plus en plus friables, à mesure qu'elles se sont incrustées de carbonate de chaux.

Les corps fibro-plastiques, rencontrés dans les parties simplement épaissies, sont caractéristiques d'un travail inflammatoire.

Il a été impossible de déterminer si les fibres résultant des corps fibro-plastiques ont elles-mêmes subi la dégénérescence crétacée.

*Réflexions.* L'observation que je viens de rapporter peut se passer d'une longue dissertation analytique. Le fait de la composition spéciale des bouchons obturateurs des artères sylvienne et splénique, et celui de leur identité avec les concrétions du cœur, fait constaté par une analyse microscopique exacte et positive, n'admettent qu'une seule interprétation. Évidemment ces corps obturants tout particuliers ne se sont pas formés sur place; ils ne sont pas l'effet d'une artérite multiple, dont il n'existe pas de trace, à l'autopsie, dans les tuniques artérielles. Ils ne peuvent pas être l'effet d'une coagulation secondaire, partie d'un foyer inflammatoire, et étendue de la périphérie capillaire vers les troncs artériels; car entre les bouchons obturateurs et les foyers les artères étaient vides ou ne contenaient qu'un très-mince coagulum récent. Tout prouve que ces corps, détachés du cœur, ont été entraînés par le courant sanguin et se sont arrêtés dans les artères, que leur volume ne leur a plus permis de franchir.

Les lésions du parenchyme cérébral, splénique et rénal, si parfaitement analogues de forme, sont identiques dans leur cause et représentent l'effet anatomique de l'obturation artérielle dans ces organes. Le rapport de causalité est indubitable, mais le mode de formation et l'évolution ultérieure de ces lésions mérite un examen spécial. J'y reviendrai plus loin, en résumant l'histoire générale de la maladie.

Obs. II. *Affection rhumatismale. Endocardite. Excroissances fibrineuses à la valvule mitrale. Obturation subite de l'artère brachiale gauche, des artères des extrémités inférieures, de l'artère carotide interne et de l'artère carotide externe droites, de l'artère splénique et de l'artère rénale gauches. Ramollissement du cerveau. Infarctus spléniques multiples.*

Joseph Hoffet, né à la Musau, âgé de vingt-deux ans, journalier, entre à la clinique le 24 octobre 1855 (service de M. STROHL, professeur agrégé). Ce jeune homme, d'une constitution bonne, d'un tempérament mixte, souffrait depuis quelque temps de douleurs vagues, considérées comme rhumatismales et traitées en conséquence. A différentes reprises, il avait été atteint de toux et de dyspnée, sans autre symptôme sérieux. Quelques jours avant son entrée, il avait éprouvé, au niveau de l'aine gauche, une douleur qui rendait la marche difficile.

A l'examen du malade, on constate des signes de bronchite, quelque rhonchus; expectoration muqueuse, légère accélération du pouls. L'exploration de la cuisse douloureuse n'avait rien révélé d'anormal (prescription : décoction pectorale, aconitine de 2 à 4 milligrammes dans une potion).

Rien de particulier les jours suivants.

Le 31, sans cause appréciable, on trouve le malade, le matin, à la visite, plongé dans un abattement profond; il gémit; ses yeux sont injectés et larmoyants; il accuse un malaise, une lassitude excessive, de la céphalalgie, des vertiges, des fourmillements dans les extrémités. Le pouls est petit et fréquent, inégal, très-irrégulier. Les battements du cœur sont tumultueux et s'accompagnent d'un bruit rude, dont le temps ne peut être déterminé. Les accidents fonctionnels se dissipent spontanément, sans médication active.

Au mois de novembre, époque de l'ouverture de la clinique, nous trouvons ce malade dans le service, et le 17, je constate l'état suivant :

Teint pâle, physionomie exprimant l'abattement. Peau médiocrement chaude ; pouls à 80, peu développé, quelquefois onduleux ; quelques douleurs sourdes à la région précordiale. Entre la quatrième et la cinquième côte gauche, la main perçoit très-distinctement un frémissement cataire ; c'est une espèce de vibration, comme si le sang passait sur une surface rugueuse. Ce frémissement précède les battements artériels. La matité précordiale offre une étendue normale. Les deux bruits du cœur sont voilés et remplacés par un souffle ; le deuxième bruit, à gauche sous le mamelon, est rude et prolongé. Plus à droite et en haut, sur le sternum, les deux bruits du cœur sont plus normaux ; on entend notamment très-bien le claquement sec des valvules aortiques.

Je diagnostique une endocardite déjà assez ancienne, avec incrustations ou concrétions rétrécissant l'orifice mitral (prescription : application, tous les quatre ou cinq jours, de quelques sangsues à la région du cœur ; aconitine, 2 milligrammes ; tisane nitrée).

Sous l'influence de ce traitement, l'état du malade reste stationnaire.

Le 21 novembre, à la visite du matin, le malade se plaint de fourmillements douloureux dans l'extrémité supérieure gauche. En cherchant le pouls radial, que l'on avait exploré la veille, du même côté, on constate l'absence de tout battement. Aucune pulsation appréciable, ni à l'artère cubitale, ni à l'artère brachiale, dans les deux tiers inférieurs du bras. Au-dessous de l'aisselle, le long de la face interne du biceps, on sent, dans l'étendue de plusieurs centimètres, un cordon non noueux, de la grosseur d'une plume à écrire, donnant à la palpation la sensation d'une artère remplie de matières à injection ; ce cordon est roulant sous le doigt, peu douloureux à la pression. Dans le creux axillaire, on retrouve les battements de l'artère ; ils sont assez forts et ne diffèrent pas notablement de ceux du côté opposé. La main est cadavéreuse, pâle et froide.

Je diagnostique une obturation embolique de l'artère brachiale à sa partie supérieure, par suite de concrétions détachées du cœur, et, dans une leçon clinique sur ce genre d'affection, j'annonce à mes élèves l'imminence de la gangrène, et, si une circulation collatérale doit s'établir, la probabilité de lésions successives du même genre dans d'autres artères, et notamment le danger de l'obturation possible des artères cérébrales (prescription : enveloppement de la main et de l'avant-bras dans la flanelle; lotions aromatiques; bicarbonate de soude, 3 grammes, dans de la tisane; potion avec teinture de digitale, 20 gouttes).

Le 22 novembre, le membre supérieur droit est moins cadavérique; mais il y a des élancements et des fourmillements pénibles; les mouvements sont conservés, mais difficiles. Douleur spontanée, très-vive le long de la face interne du biceps, audessous de l'aisselle. La pression est trop douloureuse pour permettre d'explorer l'artère en ce point (artérite consécutive à l'oblitération). Même signes locaux du côté du cœur. État général satisfaisant (même prescription; en plus, cataplasme laudanisé à la partie supérieure du bras).

Les jours suivants, l'état de l'extrémité supérieure s'améliore rapidement. Les fourmillements cessent; les douleurs à la partie supérieure du bras se dissipent; la chaleur revient, et l'on sent dans l'artère radiale un battement filiforme très-faible (établissement d'une circulation collatérale).

Depuis la fin de novembre jusqu'au mois de janvier, l'état du malade offre des alternatives de bien-être parfait et d'accidents variés. A différentes reprises, il est pris d'accès d'étouffement, d'anxiété précordiale, de mouvements fébriles, de sueurs abondantes, de douleurs vagues dans la poitrine et dans le ventre (des émissions sanguines locales, les alcalins, la digitale, calment les accidents, sans amener d'amélioration durable; un séton, appliqué à la région précordiale, n'exerce aucune influence sur les phénomènes cardiaques). Le frémissement cataire persiste, tantôt plus fort, tantôt plus faible; le cœur n'augmente pas de volume; mais les deux bruits sont remplacés, à gauche, par un bruit de souffle qui absorbe les deux temps. A droite, sous le sternum, on distingue toujours nettement le claquement des valvules aortiques au second temps.

Le 1er janvier, le malade accuse des élancements, des fourmillements très-douloureux dans les deux extrémités inférieures; il éprouve une pression douloureuse dans les deux régions inguinales, dans les régions sus-pubiennes et iliaques; il est agité, anxieux; son teint est pâle; sa physionomie exprime l'inquiétude et la souffrance. Les extrémités inférieures sont froides, sans être cadavéreuses; la peau du tronc est, au contraire, chaude et brûlante. Le pouls de l'artère radiale gauche est fréquent, développé, assez résistant. L'artère radiale droite ne donne toujours que des pulsations à peine perceptibles. Toux sans lésion du poumon. A l'exploration attentive des artères crurales, il est impossible d'y constater un battement quelconque; mais on sent deux cordons durs, non noueux, peu douloureux à la pression. Obturation des artères crurales, ou plutôt des artères iliaques (prescription : lotions aromatiques; nitre et digitale ; eau de Vichy pour boisson).

Les jours suivants, les accidents ne s'aggravent pas du côté des extrémités inférieures. La chaleur revient ; mais les mouvements sont faibles et difficiles. Moins d'élancements, mais douleurs profondes dans le bassin (établissement d'une circulation collatérale).

Au bout de quelque temps, toutes les lésions de sensibilité cessent du côté des membres, mais les pulsations ne reparaissent pas aux artères crurales; on ne sent pas non plus de battements distincts aux artères poplitées et tibiales postérieures. Le malade maigrit rapidement. Il a souvent des mouvements de fièvre, des sueurs profuses, des accès d'anxiété , de dyspnée; son teint est pâle, son moral très-abattu.

L'état du cœur se modifie, en ce sens que le frémissement cataire s'affaiblit notablement et finit par n'être plus appréciable. Le bruit de souffle rude, qui absorbait ou masquait les deux bruits, à gauche, sous le mamelon, se transforme en un bruit de souffle prolongé, au premier temps, avec second bruit valvulaire assez nettement accentué. A droite, vers la partie supérieure du sternum, le souffle s'affaiblit, et l'on entend les deux bruits du cœur presque normaux; le second bruit surtout est parfaitement accentué (on continue l'emploi de la digitale et des alcalins).

Pendant les mois de janvier et de février, l'amaigrissement avait fait des progrès, mais aucun accident grave ne s'était produit. Il n'existait pas d'infiltration, et les urines n'avaient jamais été albumineuses.

Dans la soirée du 24 février, le malade se trouvait dans son état ordinaire, lorsque tout à coup il fut pris d'étouffements, d'anxiété, de dyspnée, de sueurs froides. Bientôt après il tombe dans un état comateux, qui dure encore au moment de la visite du 25 février matin. On constate alors les phénomènes suivants: Décubitus dorsal, tête inclinée sur le côté, face pâle, stupeur profonde. Secoué fortement, le malade prononce quelques paroles inintelligibles, puis retombe dans le coma. La main droite soulevée ne retombe pas; elle peut même être soulevée par le malade, vivement sollicité à faire ce mouvement. L'extrémité supérieure gauche est paralysée. L'extrémité inférieure peut être retirée par le malade; mais les mouvements sont très-faibles. La sensibilité est généralement obtuse, mais non abolie à gauche. Urines involontaires; pouls petit, fréquent, irrégulier. Sueurs. Obturation d'une artère cérébrale droite (prescription : plusieurs affusions froides; lavement purgatif).

Le 26, sous l'influence des affusions, le malade s'est réveillé; le coma a cessé, mais l'affaissement est considérable; somnolence. Le malade répond aux questions, mais lentement. La paralysie à gauche a plutôt diminué qu'augmenté. On remarque une espèce de contracture des muscles de la face du côté paralysé.

Le 27, les affusions, au nombre de quatre, ont été répétées dans la journée d'hier. L'amélioration se soutient; l'intelligence est devenue plus nette; la faiblesse du côté gauche existe encore, mais le malade peut exécuter différents mouvements, qui sont plus lents et plus faibles qu'à droite. Pouls vif, fréquent, peu résistant; sueurs. Affaissement et amaigrissement considérables. Urines et selles involontaires. Les phénomènes ne changent pas du côté du cœur.

Du 27 février au 1er mars, les phénomènes cérébraux s'amendent; l'intelligence est redevenue très-nette; la paralysie a diminué, mais la faiblesse est extrême.

Le 1er mars, dans la nuit, mort après une courte agonie.

*Autopsie* faite quarante-huit heures après la mort.

*Cerveau.* Le crâne, la dure-mère, les méninges, n'offrent rien de particulier. Les veines cérébrales des hémisphères sont généralement exsangues. A la partie antérieure et supérieure de l'hémisphère droit existe un foyer d'altération qui comprend trois circonvolutions cérébrales. Ce foyer est tétraédrique. L'une de ses faces répond à la surface du cerveau; de là le foyer s'avance de haut en bas et d'avant en arrière, sous forme d'une pyramide, dont le sommet s'enfonce dans la substance blanche. Ce foyer mesure à sa base externe 25 millimètres, et s'enfonce à 2 centimètres de profondeur dans la substance cérébrale. A l'incision, l'altération cérébrale tranche sur la substance blanche par sa coloration jaune rosé. La circonférence est séparée, par une ligne de démarcation très-nette, de la substance blanche du cerveau. La consistance de l'infarctus cérébral est diminuée, mais le ramollissement n'est pas arrivé à l'état pulpeux.

Le reste du cerveau, assez minutieusement examiné, n'offre aucune autre altération. Les artères de la base du crâne et leurs divisions, poursuivies aussi loin que possible, ne présentent aucune altération. L'artère carotide interne droite, au niveau de sa seconde courbure, présente, au contraire, une oblitération complète qui sera décrite plus loin.

*Rate.* La rate est augmentée du tiers de son volume normal à peu près. Sa surface est adhérente aux tissus environnants, et surtout au diaphragme. La surface convexe de la rate et ses bords sont devenus irréguliers; ils offrent des sillons, qui entourent la base d'un certain nombre d'infarctus anciens. Dans le tiers supérieur notamment, on en rencontre plusieurs qui sont situés les uns à côté des autres, et dont la base envahit une portion assez étendue de la surface convexe. Ces infarctus, généralement coniques, offrent une surface de section d'une coloration jaune d'ocre. Ils sont séparés de la substance splénique saine par un liséré blanc de tissu épaissi. La substance de l'infarctus offre un aspect assez homogène, qui rappelle l'aspect de la matière tuberculeuse infiltrée. Près du hile, se trouvent plusieurs autres petits infarctus anciens de même nature; deux autres sont au bord convexe de l'organe. Le tissu splénique placé entre les infarctus est généralement ramolli, mais offre sa coloration normale.

*Reins.* Infarctus multiples. Le rein gauche est atrophié et difforme, il pèse 116 grammes; tandis que celui du côté droit pèse 140 grammes.

*Cœur.* Le péricarde renferme 80 grammes d'une sérosité jaunâtre. Le volume du cœur est normal; pas d'adhérences et de taches laiteuses à l'extérieur. Rien de particulier dans le ventricule droit; il ne contient pas de coagulum, mais seulement une petite quantité de sang diffluent, renfermant quelques flocons grumeleux rouges. Pas de coagulum dans l'oreillette droite, ni dans l'artère pulmonaire. Les cavités droites ne sont pas dilatées; leurs parois sont lisses et normales; la valvule tricuspide est très-légèrement épaissie à son bord libre. En somme, le cœur droit est sain. Épaisseur des parois du ventricule droit, 4 millimètres.

La capacité du ventricule et de l'oreillette gauches est normale. Il n'y a ni dilatation ni rétrécissement de la cavité ventriculaire. Les parois du ventricule gauche offrent leur épaisseur normale.

Les valvules sigmoïdes et l'orifice aortique sont intacts, et le cône du ventricule qui conduit à l'orifice aortique n'offre aucune altération. La surface de l'endocarde offre néanmoins une teinte laiteuse assez générale, très-marquée surtout sur les muscles papillaires. Ceux-ci sont hypertrophiés; celui de la partie antérieure de la valvule a 15 millimètres d'épaisseur, l'autre est un peu moins épais. Les cordes tendineuses qui partent du muscle papillaire pour se rendre à la valvule mitrale sont légèrement épaissies et offrent une teinte laiteuse. La lame antérieure de la valvule mitrale est considérablement épaissie, d'une teinte jaune rosé dans quelques points, et jaune sale dans d'autres. La partie la plus épaissie mesure près de 1 centimètre. Elle est dure, résistante, mamelonnée à sa surface et de consistance fibreuse. A sa partie moyenne et centrale, cette lame valvulaire offre une perforation qui conduit dans la cavité de l'oreillette, et qui livre facilement passage à une plume à écrire. Les bords de cet orifice sont rugueux, et présentent des incrustations fibriniformes blanches, mamelonnées, dont la surface est comme déchirée; on y rencontre quelques lambeaux flottants. Ces espèces d'excroissances sont entièrement adhérentes aux bords de l'ouverture.

Au bord libre de cette même lame se trouve une concrétion polypiforme, irrégulière, de 2 centimètres de long, d'une coloration blanc jaunâtre, à bords frangés, ressemblant à une grande crête de coq irrégulière. Cette excroissance polypeuse se continue sur le bord de la valvule par une base de 1 centimètre de large, qui adhère intimement au tissu valvulaire. Le reste de l'excroissance est libre et flotte dans la cavité du ventricule.

Sur un tendon de la valvule, on trouve implanté un petit corps, d'une coloration rouge, de la grandeur d'un grain de chenevis, fortement adhérent. Un second corps semblable, mais plus volumineux, et d'une coloration jaune marbré de rouge, se trouve implanté sur un autre tendon, à son point d'insertion au muscle papillaire.

Sur la lame de la valvule mitrale que nous venons de décrire, on remarque à l'œil nu une arborisation vasculaire très-fine, qui n'existe jamais à l'état normal.

La seconde lame est notablement moins épaissie à son insertion ventriculaire. Les cordes tendineuses qui en partent offrent cependant un épaississement considérable et une teinte laiteuse ; leur épaisseur atteint jusqu'à 2 millimètres.

Examiné du côté de l'oreillette, le pourtour de l'orifice auriculo-ventriculaire est recouvert tout entier de végétations qui offrent une saillie de 6 à 8 millimètres. Ces végétations se présentent sous forme d'une lame presque continue, frangée, déchiquetée, à bords irréguliers, minces, offrant dans différents points des lambeaux flottants. Leur base d'insertion est en général large et leur adhérence intime. Vers le bord antérieur droit de l'orifice existe une surface irrégulière, déchirée, offrant quelques incrustations crétacées. Il est évident, à l'inspection simple, que, de ce point, des excroissances ont été arrachées.

Les excroissances que nous venons de décrire ont généralement la consistance d'un tissu fibreux, peu dense; lenr coloration est jaune rosé. L'orifice, au pourtour duquel les végétations sont insérées, n'est pas notablement rétréci et mesure 2 centimètres de diamètre.

Le bord des végétations, qui est dirigé du côté de l'oreillette, devait être incessamment entraîné par le courant sanguin dans la direction de la cavité du ventricule.

L'endocarde de l'oreillette offre une teinte blanche laiteuse. Il est manifestement épaissi et plus opaque qu'à l'état normal. A la face antérieure de la cavité auriculaire, à peu près à 2 centimètres de l'orifice, se trouve une surface irrégulière, rugueuse, recouverte de végétations d'un millimètre de longueur. Dans différents points, cette surface est grenue comme une surface dont on aurait enlevé des portions saillantes de végétatiors.

*Artères.* Rien de particulier à signaler dans la crosse aortique, dans l'aorte thoracique et abdominale. L'artère sous-clavière du côté droit, ainsi que toutes ses divisions, sont parfaitemeut perméables.

La carotide primitive du côté droit est perméable dans toute son étendue.

L'artère carotide externe est oblitérée à partir de l'artère thyroïdienne supérieure, dont le calibre n'est pas altéré. L'artère linguale, l'artère faciale, l'artère occipitale, l'artère pharyngienne inférieure, sont oblitérées à leur origine, dans une étendue qui varie de 4 à 5 centimètres, jusqu'au niveau des premières branches collatérales. L'artère carotide interne est obstruée depuis les rameaux qu'elle fournit dans le sinus caverneux jusqu'au-dessus de l'artère ophthalmique.

L'artère carotide du côté gauche et ses divisions ne présentent rien de pathologique.

L'artère sous-clavière et l'artère axillaire gauches sont perméables dans tout leur trajet.

L'artère brachiale est oblitérée à 4 centimètres au-dessous de la tête de l'humérus ; cette oblitération existe dans une étendue de 14 à 15 centimètres ; l'artère est très-rétrécie, principalement à la partie supérieure de l'oblitération ; elle est réduite à un cordon qui a à peu près 2 millimètres de diamètre. L'artère humérale profonde naît de ce cordon fibreux, et se trouve oblitérée à son origine. A 2 ou 3 centimètres au-dessus du coude, l'artère humérale redevient perméable. Les artères radiale, cubitale et interosseuse sont normales. Les artères articulaires du coude, et notamment l'artère récurrente radiale antérieure, ont un calibre considérable. L'artère circonflexe postérieure est très-dilatée ; il en est de même de l'antérieure. Ce sont les anastomoses des artères circonflexes avec l'artère humérale profonde et les artères articulaires du coude qui ont servi à la circulation collatérale.

Un bouchon fibrineux, long de 15 millimètres, est placé à cheval sur la bifurcation de l'aorte abdominale ; ce caillot n'oblitère pas tout le calibre de l'artère. L'artère iliaque du côté droit est transformée en un cordon dur de 6 millimètres de diamètre. L'artère hypogastrique est oblitérée jusqu'à la naissance de l'artère iléo lombaire. L'iliaque externe est réduite à un cordon fibreux de 4 millimètres de diamètre ; elle redevient perméable à partir de la naissance de l'artère circonflexe et de l'artère épigastrique. A 4 centimètres au-dessous du ligament de Poupart, l'artère crurale est oblitérée immédiatement au-dessous de la naissance de l'artère circonflexe interne, qui naît du tronc de cette artère ; cette oblitération se continue dans une étendue de 3 centimètres dans l'artère fémorale, et se prolonge dans la fémorale profonde, jusqu'à la naissance de l'artère circonflexe externe.

L'artère iliaque primitive gauche est imperméable dans toute son étendue, ainsi que l'artère iliaque externe et l'artère hypogastrique, jusqu'au même point que l'artère du côté opposé. La première a un diamètre de 5 millimètres, et la seconde, tout au plus de 2 millimètres. Les artères fémorale superficielle et fémorale profonde ont leur calibre normal.

Les circonflexes des deux côtés sont très-développées.

La circulation des extrémités inférieures a été entretenue, à droite, dans l'artère crurale par les anastomoses de l'artère iléolombaire avec l'artère circonflexe iliaque, et par celle de l'artère épigastrique avec les artères lombaires et la mammaire interne. Dans les artères fémorales, la circulation a été entretenue par les anastomoses des artères circonflexes entre elles, et de celle-ci avec les branches de l'artère hypogastrique, de l'artère hémorrhoïdale supérieure et de l'artère sacrée moyenne. A gauche, elle a été entretenue par les anastomoses des artères circonflexe et épigastrique avec l'artère iléo-lombaire, par les anastomoses avec l'artère hémorrhoïdale supérieure et avec l'artère sacrée moyenne.

Le tronc cœliaque ne présente rien de particulier à noter; il en est de même des artères mésentériques, spermatiques, lombaires, intercostales et bronchiques.

Dans les endroits correspondant aux oblitérations, les artères sont entourées d'un tissu fibreux très-dense, circonstance qui en rend la dissection très-laborieuse.

L'artère splénique est oblitérée dans son tronc au niveau de sa division. La première branche qui en naît, et qui se distribue à la partie inférieure de la rate, est totalement oblitérée, ainsi que ses divisions. L'artère splénique devient perméable au niveau de la troisième branche qu'elle émet. La circulation était conservée par les *vasa breviora*. La deuxième branche oblitérée paraît l'avoir été depuis plus longtemps que le tronc de l'artère; car elle est réduite à un cordon fibreux très-mince, tandis que les parties en amont se présentent sous forme d'un cordon beaucoup plus épais; d'ailleurs les différents aspects des infarctus de la rate rendent parfaitement compte de cette différence.

L'artère rénale du côté gauche est complétement oblitérée, jusqu'au niveau de sa division, dans le hile de l'organe. Les artères perforantes de la capsule adipeuse et les anastomoses des artères surrénales paraissent avoir entretenu la circulation. La capsule fibreuse du rein est fortement arborisée.

Les artères pulmonaires et les veines du corps ne présentent rien de particulier.

*Anatomie microscopique de la valvule mitrale, des emboli et des caillots*, par M. Koeberlé.

La production polypiforme du ventricule gauche est très-friable et se dilacère très-facilement, sous l'influence des tractions les plus légères. La masse polypiforme est d'un blanc opalin, jaunâtre. Les points jaunâtres sont irrégulièrement disposés à sa surface et dans l'épaisseur. En raclant ces parties, on obtient de petits grumeaux transparents, granulés, dont les granulations sont groupées en petits îlots irréguliers, plus ou moins circonscrits, ou empiétant les uns sur les autres. Ces granulations ne disparaissent pas sous l'influence des acides. Les points jaunâtres ont un aspect analogue; mais les granulations sont plus jaunes, plus nombreuses, et sont évidemment formées par de la graisse.

Dans le liquide ambiant nagent : 1° une grande quantité de granulations et de vésicules graisseuses; 2° des cellules, dont les unes sont arrondies et ont de 0,8 à 1,7 centimillimètres de diamètre; elles renferment une quantité variable de vésicules graisseuses plus ou moins considérables; d'autres sont fusiformes et renferment des noyaux; dans le noyau et dans l'enveloppe sont développées des vésicules graisseuses disposées très-irrégulièrement. La largeur et la longueur de ces cellules ne sont pas en raison directe l'une de l'autre; les unes sont grêles et allongées; d'autres sont massives, renflées, et ont une largeur de 0,3 à 2 centimillimètres; quelques-unes atteignent une longueur de 6 centimillimètres. L'enveloppe de ces cellules est très-transparente, peu réfringente et presque indistincte, à moins de les déplacer par un courant. Ces enveloppes deviennent très-distinctes sous l'influence de l'iode.

Les parties voisines de la rupture de la valvule, le fond déchiqueté de l'entonnoir valvulaire, les deux petites tumeurs développées sur le trajet des tendons papillaires, les végétations de la paroi auriculaire, se composent des mêmes éléments celluleux que ceux que nous venons de décrire. Notons seulement qu'il existe en quelques endroits du pourtour de l'entonnoir valvulaire des points crétifiés. Il ne paraît pas que le dépôt crétacé se soit fait dans l'intérieur des cellules précédentes; car dans aucun cas les granulations n'ont disparu et n'ont fait effervescence avec les acides.

De la structure et des propriétés physiques et chimiques de la tumeur il résulte : 1° que la production polypiforme se compose de cellules, dans l'intérieur desquelles il se dépose des granulations graisseuses; 2° que le tissu ainsi formé devient d'autant plus friable que le dépôt de la graisse est plus avancé; 3° qu'il arrive un moment où, sous l'influence de l'ondée sanguine, une portion de la tumeur peut se détacher et être projetée dans le torrent circulatoire; 4° que la masse ainsi détachée et projetée dans les artères doit s'arrêter dans les vaisseaux d'un calibre inférieur à son diamètre, au point de bifurcation d'une artère, où il y a brusque diminution de calibre; 5° que l'on doit chercher et retrouver les emboli au point de bifurcation des artères.

### Caillots et emboli.

*Artère carotide externe droite.* L'oblitération paraît être ici très-ancienne; la lumière du vaisseau a complétement disparu, et il n'a pas été possible de trouver d'une manière bien distincte la cause de l'oblitération.

*Artère carotide interne droite.* L'examen microscopique n'a pas été fait, l'artère ayant été égarée.

*Artère humérale gauche.* L'artère est considérablement revenue sur elle-même; elle est convertie en un cordon imperméable, depuis 1 centimètre au-dessus de l'artère humérale profonde jusqu'au niveau de la naissance de l'artère articulaire supérieure interne du coude. L'artère humérale profonde est oblitérée à une distance de 1 à 2 centimètres. Elle renferme un coagulum filamenteux, adhérent, presque complétement décoloré, jaunâtre en quelques points, terminé à ses extrémités par des renflements. Au niveau de la naissance de l'artère humérale profonde, le centre du coagulum renferme des vésicules graisseuses.

*Artère iliaque primitive droite.* Le coagulum de cette artère se présente sous la forme d'un cordon adhérent, mais pourtant susceptible d'être détaché des parois de l'artère; il a 5 millimètres d'épaisseur. Sa partie centrale est d'un rouge foncé, sa périphérie est jaunâtre. Sa coupe présente exactement l'aspect des *corpora lutea* des ovaires, et offre une structure identique à ces derniers. L'extrémité supérieure du caillot correspond à la bifurcation de l'aorte, au-dessus de laquelle elle remonte à la hauteur de la naissance de l'artère sacrée moyenne; elle est renflée, décolorée, et consiste en fibrine pure. Au centre du coagulum fibrineux se trouve une matière grumeleuse, à trame cellulaire, riche en granulations graisseuses, dont la structure se rapporte parfaitement à la masse polypeuse de la valvule mitrale. L'extrémité inférieure du coagulum, rouge foncé, s'arrête à 15 millimètres au-dessus de l'origine de l'artère hypogastrique, au point où naît une petite artériole, dont la lumière mesure 1/5 à 1/6 de millimètre de diamètre. Au-dessous de cette artériole commence un caillot ancien, décoloré, jaune, aplati et très-grêle, qui se continue dans l'artère hypogastrique jusqu'à l'artère iléo-lombaire et, dans l'artère iliaque externe, jusqu'à l'artère circonflexe iliaque. Au point de bifurcation de l'artère iliaqne primitive, à la réunion des trois coagulums décolorés, est enchaînée, dans une sorte de poche fibrineuse, une matière d'un blanc jaunâtre, se réduisant facilement en grumeaux très-ténus. Ces grumeaux ont une apparence amorphe et paraissent formés par une grande quantité de vésicules graisseuses, dont le diamètre ne dépasse pas 5 à 8 centimillimètres. Ces vésicules sont disposées en amas irréguliers, arrondis, allongés, et forment des surfaces plus ou moins sombres. Des cellules détachées par la préparation, des vésicules graisseuses provenant de la déchirure des cellules précédentes, nagent dans le liquide ambiant. La forme, le diamètre, les propriétés physiques et chimiques de ces cellules se rapportent parfaitement à celles de la tumeur polypiforme du cœur. L'organisation et l'aspect différents du coagulum de l'artère iliaque primitive et de celui des deux troncs qui lui font suite, ainsi que le siége des emboli, dont l'un est situé à la bifurcation de l'aorte, l'autre à la bifurcation de l'iliaque primitive, prouvent évidemment l'obturation successive de ces artères. Le défaut d'oblitération de l'artère iliaque primitive, par l'embolus le plus ancien, s'explique par la présence de la petite artériole que nous avons signalée.

*Artère crurale droite.* L'oblitération de l'artère crurale est encore plus ancienne; le coagulum est intimement adhérent et ne se distingue pas de l'artère. Il n'a pas été possible de retrouver ici des traces évidentes d'un embolus.

*Artère iliaque primitive gauche.* Cette artère renferme un coagulum de 3 millimètres de large et de 1 millimètre d'épaisseur, qui se prolonge dans l'artère hypogastrique jusqu'à l'artère iléo-lombaire et, dans l'artère iliaque externe, jusqu'à l'artère circonflexe iliaque. Ces coagulums sont moins anciens que ceux des artères correspondantes du côté opposé. A la bifurcation de l'artère iliaque se trouvent les vestiges d'un embolus. L'artère iliaque primitive a été oblitérée de ce côté jusqu'à la bifurcation de l'aorte, parce qu'elle ne fournit aucune artériole collatérale dans son trajet.

*Artère splénique.* L'artère splénique présente des oblitérations multiples. Les plus anciennes correspondent aux nombreux infarctus de la rate. La première obstruction, visible en dehors de l'organe, correspond à la deuxième branche de l'artère splénique. L'oblitération paraît très-ancienne; l'artère est réduite à un mince cordon jaunâtre.

Le tronc de la splénique est obstrué par un caillot très-récent, étendu depuis les derniers rameaux qu'elle fournit au pancréas jusqu'à sa troisième branche. L'embolus s'y distingue parfaitement; il est entouré de sang coagulé, dont on peut encore reconnaître parfaitement les globules altérés. L'embolus s'est imbibé de la matière colorante du caillot, et sa structure, qui se rapporte exactement à celle du polype du cœur, en devient d'autant plus distincte. Il obstrue complétement la lumière de l'artère à la naissance de la première branche splénique. On rencontre dans les parois du caillot des corps fibroplastiques et des globules inflammatoires.

Dans les infarctus jaunâtres de la rate on retrouve le tissu normal de l'organe au milieu d'une masse amorphe, élastique, consistante. On y trouve épars des amas arrondis et irréguliers sur les bords de 0,4 à 2,5 centimillimètres, de couleur rouge brunâtre foncé, qui paraissent formés par la matière colorante du sang.

*Artère rénale gauche.* Le tronc de l'artère rénale gauche est complétement oblitéré depuis son origine aortique jusqu'à la naissance de la deuxième branche. L'embolus est situé à l'origine de la première branche. Les coagulums commencent à se décolorer et sont déjà revenus sur eux-mêmes. Le tissu du rein n'a pas été examiné.

Toutes les artères oblitérées ont contracté des adhérences intimes avec les tissus voisins. Leur gaîne celluleuse est épaissie : indurée, et présente les caractères du tissu inodulaire.

*Réflexions.* Du point de vue clinique, cette observation est digne de fixer l'attention. Le diagnostic de la lésion cardiaque, positivement établi, a permis d'attribuer à sa véritable cause, à des concrétions détachées de la valvule mitrale, l'obturation brusque de l'artère brachiale gauche. En effet, il ne pouvait pas être question, dans ce cas, d'une obturation lente, comme on en observe quelquefois à la suite de dégénérescences athéromateuses. C'est rapidement, subitement, si je puis dire, que les accidents dus à l'arrêt de la circulation se sont manifestés. Il n'y avait à choisir qu'entre l'oblitération par embolie et l'oblitération par suite d'une inflammation artérielle. Il est à remarquer que, pendant plus d'un jour, l'arrêt de la circulation était déjà manifeste et avait été reconnu avant que l'artère brachiale fût devenue douloureuse. Au début, il n'existait aucun signe positif d'artérite, si ce n'est l'obturation artérielle même. Ce n'est que consécutivement que les douleurs se sont manifestées. Il y a donc eu artérite, il est vrai, mais artérite consécutive à l'obturation. Et pourquoi donc, sans cause, une artérite spontanée se serait-elle développée dans une petite étendue de l'artère brachiale ? Puis, toute la doctrine de l'artérite et de son influence coagulante sur le sang est-elle scientifiquement bien solidement établie ? Que de doutes quand on connaît les travaux publiés par Virchow à cet égard ! Que de probabilités, au contraire, en présence de l'altération antécédente du cœur, en faveur d'une obturation par un corps détaché du cœur et arrêté dans l'artère brachiale !

C'est sous l'influence de ces considérations que le diagnostic a été établi.

Les déductions pronostiques ont été faciles à tirer en face des observations déjà connues et avec la notion de la multiplicité et de la successivité ordinaires de la même lésion dans différentes branches de l'arbre artériel. On devait s'attendre à voir ce fait malheureux se reproduire encore dans le cas actuel. L'événement avait été prévu et publiquement annoncé. Il n'a pas tardé à se produire par l'obturation successive des artères iliaques et de l'artère carotide interne.

Mais, déjà auparavant, d'autres obturations latentes s'étaient produites. Peut-être doit-on rapporter l'obturation de la carotide externe à l'époque où des accidents graves se sont manifestés du côté de la tête, dans le courant du mois de novembre, avant notre entrée en fonctions. Quant aux obturations des artères splénique et rénale, elles ont été révélées par l'autopsie.

Le fait que je viens de rapporter n'est pas moins remarquable au point de vue de l'anatomie pathologique.

Je ferai remarquer :

1° La multiplicité des obturations ;

2° L'âge évidemment différent de ces lésions multiples et, partant, la successivité de leur développement ;

3° L'intégrité générale des artères partout, à l'exception des points obturés ;

4° La limitation circonscrite de l'altération artérielle ;

5° L'aspect remarquable qui a permis de distinguer la concrétion obturante du coagulum consécutif ;

6° La loi qui domine le siége des obturations de ce

genre, et qui s'exprime par le fait de la plupart de ces lésions dans les points où les branches artérielles se rétrécissent le plus ;

7° La coagulation secondaire étendue jusqu'à la première collatérale ;

8° La circulation collatérale, si facilement établie à la suite de l'obturation d'artères très-importantes;

9° Enfin l'état des tuniques artérielles dans les obturations récentes et anciennes.

Ce fait résume, si je puis dire, l'histoire tout entière de ce genre de lésions. Aucune autre interprétation des particularités de ce fait n'est admissible. La coagulation spontanée du sang est une supposition insoutenable, qui ne mérite pas même les honneurs de la discussion. L'artérite pourrait être soutenue pour les obturations anciennes, mais elle est inadmissible en face des lésions récentes ; elle ne peut rendre compte des particularités observées; elle serait elle-même inexplicable dans des points aussi multipliés, aussi circonscrits.

L'embolie seule rend compte de tous les faits. Elle est de plus directement et positivement démontrée par l'identité des corps obturants et des concrétions implantées sur la valvule mitrale.

Obs. III. *Rétrécissement mitral. Dilatation du cœur. Obturation des artères iliaques. Gangrène des deux extrémités.* Observation recueillie à la clinique de la faculté de Strasbourg.

Le 11 février 1847 entre à la clinique interne le nommé Fichter, cordonnier, âgé de vingt et un ans. Cet homme, d'une constitution primitivement bonne, avait été atteint, en 1843, d'un rhumatisme articulaire aigu. Traité à l'hôpital de Vienne, il en sortit, en apparence guéri, après un mois de séjour. Pendant deux ans sa santé parut bonne; mais, au bout de ce temps, il survint de la dyspnée, des palpitations du cœur, s'exaspérant à la moindre fatigue. Six hémoptysies dans l'espace de deux ans vinrent aggraver ces accidents. Enfin, vers le mois de septembre 1846, une infiltration considérable des extrémités s'était jointe aux phénomènes déjà mentionnés. Le malade entra à la clinique interne, au service de M. Forget, et en sortit au bout de trois mois, guéri de son hydropisie, mais conservant encore de la dyspnée et des palpitations, qui ne l'empêchèrent cependant pas de reprendre ses occupations. Bientôt l'œdème reparut, et les accidents cardiaques et pulmonaires s'aggravèrent de nouveau.

Le 10 février, le malade, se trouvant dans son état habituel de dyspnée et de malaise, fut pris tout à coup de vertiges, de vomissements, et éprouva subitement, dans les extrémités inférieures, une sensation d'engourdissement douloureux, avec difficulté de les mouvoir. Bientôt les douleurs des extrémités devinrent plus intenses, au point de priver le malade de sommeil pendant la nuit qui précède son entrée à l'hôpital.

Le 11, nous constatons l'état suivant : Décubitus dorsal, face bouffie, lèvres décolorées, physionomie anxieuse, intelligence nette, gémissements continuels provoqués par la douleur des extrémités. L'exploration du système circulatoire nous révèle une matité précordiale de 14 centimètres de haut en bas, et d'autant dans le sens transversal. L'impulsion du cœur se fait sentir dans une grande étendue. Les battements sont très-fréquents, par moments irréguliers, et, quoique peu énergiques, leur force contraste néanmoins avec la petitesse extrême du pouls radial. Les bruits sont sourds, tumultueux et légèrement soufflés, surtout au premier temps. Les extrémités supérieures sont à l'état normal; le pouls radial est très-petit, et le pouls carotidien est également peu énergique. Les cuisses présentent, dans les deux tiers supérieurs de leur volume, leur température et leur sensibilité ordinaires ; à partir du tiers inférieur, tuméfaction et infiltrations notables, augmentant de haut en bas. La coloration des parties œdématiées est d'un rouge livide marbré ; les pieds offrent une coloration bleu foncé; les pieds, les jambes et le tiers inférieur de la cuisse sont glacés, à peu près insensibles. Les mouvements sont bornés et très-douloureux; la flexion et l'extension de la jambe sont difficiles ; celles du pied et des orteils sont faibles. Les battements des artères crurales et poplitées ne peuvent être constatés que sous forme d'un léger frémissement. L'exploration physique ne révèle rien du côté des poumons, quoique la dyspnée soit considérable et l'anxiété très-grande. Rien du côté des organes digestifs. Excrétion urinaire facile, mais urine rare. Une saignée de 300 grammes et une application de ventouses à la partie inférieure du dos diminuent notablement l'anxiété et la dyspnée, mais n'exercent aucune influence sur l'état des extrémités inférieures. De douces pressions exercées de bas en haut, des flanelles chauffées, des sachets chauds ne rétablissent pas plus la chaleur que l'opium administré à l'intérieur ne parvient à calmer les douleurs.

Le 13, l'état du malade est aggravé; les extrémités inférieures, toujours glacées, sont plus foncées en couleur, plus insensibles au contact. Les douleurs excessives arrachent des cris au malade; les orteils sont noirs, et de larges ecchymoses, dont la teinte violette ne disparaît pas sous la pression des doigts, s'étendent jusque vers la partie moyenne des cuisses. L'anxiété est extrême, la dyspnée considérable, mais l'intelligence est toujours nette. Le malheureux malade se désole de la mort partielle qui menace les extrémités inférieures. On insiste, sans plus de résultat, sur les moyens propres à ramener la chaleur et à rétablir la circulation. Des sachets chauds sont appliqués et maintenus autour des membres, que l'on comprime, plusieurs fois par jour, de bas en haut, dans le but de faire au moins refluer le sang veineux. On prescrit deux applications de ventouses au dos, et une potion opiacée avec 15 centigrammes d'extrait gommeux.

Jusqu'au 20, les accidents s'aggravent progressivement, en dépit du traitement. L'infiltration était devenue plus considérable; la suffusion sanguine, générale aux deux pieds et aux deux jambes. Les pieds étaient devenus noirs, et de nombreuses phlyctènes, distendues par une sérosité roussâtre, parsemaient les extrémitées froides, insensibles au contact, mais toujours excessivement douloureuses. Une escarre de quelques centimètres d'étendue, située au-dessous de la malléole interne gauche, s'était manifestée le 18 (l'inattention de l'infirmier chargé de renouveler les sachets nous a paru en être la cause; c'était probablement le résultat d'une brûlure).

Le 20, le malade succombe dans la nuit, ayant conservé,

presque jusqu'au dernier moment, l'usage des facultés intellec-
tuelles. Aux phénomènes décrits plus haut, nous devons ajouter
la présence d'un cordon dur, noueux, constaté dans le trajet
supérieur des vaisseaux cruraux, cinq jours avant la mort.

L'autopsie, faite trente-six heures après la mort, a révélé les
lésions suivantes :

Le péricarde contient de 50 à 60 grammes de sérosité.

Le cœur est très-volumineux. La hauteur des ventricules mesure 10 centimètres, celle des oreillettes plus de 5 centimètres.
Les cavités auriculaires sont fortement distendues ; les cavités
gauches sont dilatées, remplies de sang coagulé. L'orifice aortique est libre ; l'orifice mitral est rétréci au point d'admettre à
peine l'extrémité du doigt indicateur. La valvule mitrale est
épaissie, mais non ossifiée ; les cordes tendineuses sont recouvertes de concrétions fibrineuses ; la paroi ventriculaire est légèrement hypertrophiée. Les cavités droites sont énormément
dilatées, pleines de sang non coagulé ; à ce sang sont mêlées
des concrétions fibrineuses ; en les soulevant pour les retirer, on
enlève un long cordon fibrineux, qui se prolonge jusqu'aux
limites de la veine crurale droite. L'orifice auriculo-ventriculaire
droit peut admettre quatre doigts. L'orifice de l'artère pulmonaire est intact ; le coagulum se prolonge très-loin dans cette
artère qui, du reste, n'a pas été incisée.

L'aorte, depuis sa naissance jusqu'à sa bifurcation, est vide ;
ses parois sont saines ; son calibre est plus petit qu'à l'état normal ; il a 2 centimètres à son origine et 1 centimètre à sa bifurcation.

Les artères carotides, sous-clavières et brachiales sont saines.

L'iliaque droite, à partir de la bifurcation de l'aorte, représente un cordon cylindrique, rempli par un coagulum de
sang qui s'étend dans l'artère hypogastrique, occupe toute la
crurale, et s'étend jusque dans les tibiales. L'artère pédieuse
est libre. Immédiatement au-dessous de l'origine de l'iliaque,
et coiffée par un petit caillou noir et mou, se trouve une concrétion fibrineuse tout à fait décolorée, assez adhérente aux
parois, de 2 centimètres de long. Le coagulum sanguin, qui
s'étend au-dessous vers la périphérie, et qui occupe tout le
tronc de l'hypogastrique et de la crurale, est rouge brun marbré,
mou, non adhérent.

Dans l'iliaque gauche, le coagulum ne commence qu'à 8 centimètres au-dessus de la bifurcation; il est rouge brun et mou jusqu'à l'origine de l'artère crurale, où l'on rencontre une seconde concrétion décolorée jaune, un peu ramollie au centre et adhérente aux parois; elle a 1 centimètre de long. Au-dessous, comme dans la crurale droite, existe un coagulum mou, brun rouge, non adhérent. Les parois artérielles sont imbibées de sang, mais ne paraissent pas altérées, à la simple inspection.

Les veines sont, comme les artères, remplies de sang coagulé et mou. Leurs parois sont minces, leurs tuniques fortement colorées en rouge brun. L'épiderme des extrémités inférieures s'enlève facilement, comme un gant, aux orteils. Le derme est infiltré de sang, imbibé de sa matière colorante, et offre une teinte framboisée, moins foncée que pendant la vie. Le tissu cellulaire est infiltré de sérosité sanguinolente. On y rencontre de petits caillots sanguins et une infiltration de sérosité sanguine générale des orteils.

L'aspect des muscles varie quant au degré de l'infiltration sanguine. Quelques-uns sont tellement gorgés de sang, qu'il est difficile de distinguer la direction des fibres; d'autres ne présentent que des ecchymoses plus ou moins étendues; d'autres, enfin, sont intacts.

Les os présentent une coloration très-remarquable. Le sang coule sous la scie, le plan de section est rosé; cette coloration est plus foncée aux phalanges.

Les poumons crépitent, mais sont engoués à leur partie déclive. La moelle épinière, le cerveau et les autres organes sont sains.

*Examen microscopique des caillots et des parois artérielles*, fait par M. Michel, chef des travaux anatomiques.

I. *Caillots rouges des artères.* Au microscope ils apparaissent composés d'un stroma fibro-granuleux (coagulation de fibrine), dans lequel on voit des corpuscules rouges de sang plus ou moins abondants et de rares corpuscules blancs.

II. *Concrétions décolorées.* Elles diffèrent des caillots par l'absence des corpuscules rouges de sang. Du reste, le stroma est analogue. Seulement la décomposition de la fibrine s'y annonce par une abondance plus considérable de granulations moléculaires.

III. En examinant avec soin la partie des concrétions en contact avec les parois, on voit qu'il n'y a aucune formation nou-
velle de corps fibro-plastiques.

IV. La rougeur des parois artérielles est due à l'imbibition de
la matière colorante du sang à l'état de dissolution. Il n'y a pas
de capillaires sanguins apparents.

V. Les diverses parties des parois artérielles sont normales;
je trouve successivement de dedans en dehors : la couche épi-
théliale, la membrane striée, et les fibres longitudinales et cir-
culaires, sans mélange d'aucun élément histologique de récente
formation.

VI. Il n'y a pas de trace d'artérite.

*Réflexions.* A l'époque où cette observation a été
recueillie, l'arrêt de la circulation dans les artères, la
coagulation du sang dans la cavité de ces vaisseaux et
la gangrène consécutive étaient généralement attribués
à l'artérite. Cette théorie nous paraissait alors si solidement établie, elle était défendue par des autorités
tellement respectables, que notre surprise a été grande
quand l'autopsie et l'examen microscopique des parois
artérielles et des caillots vint démontrer, de la manière
la plus positive, l'absence de toute lésion caractéris-
tique de l'inflammation. C'était donc par un autre mé-
canisme que l'arrêt de la circulation a dû se produire.
Deux interprétations pouvaient être invoquées. Avec un
rétrécissement considérable de la valvule mitrale, une
dilatation énorme du cœur droit, une stase habituelle
du sang dans les veines et une impulsion cardiaque
qui, à chaque systole ventriculaire, ne pouvait projeter
dans l'aorte que peu de sang, parce qu'il en arrivait
peu dans le ventricule à travers l'orifice mitral rétréci,
il était naturel de songer à une coagulation spontanée
du cours du sang dans les vaisseaux des extrémités.

Mais, dans cette supposition, comment rendre compte
de l'aspect des concrétions fibrineuses rencontrées dans
les artères iliaque droite et crurale gauche, de leur
forme de bouchons décolorés, jaunâtres, adhérents,
tandis qu'au-dessous et au-dessus les artères ne con-
siennent que des caillots rouge brun, évidemment plus
récents. Il faudrait donc admettre que la coagulation
tpontanée ne se soit faite que dans une petite étendue,
et qu'elle ait duré longtemps sans produire des coagulations secondaires. C'est absolument impossible.

Tout s'explique, au contraire, quand on admet que
les premières concrétions obturantes ne se sont pas
formées sur place, mais qu'elles sont arrivées déjà décolorées et anciennes dans les artères iliaques. Or, le
cœur gauche présentait des conditions éminemment favorables à la formation de concrétions fibrineuses. Il
en contenait même à l'autopsie.

Sans doute, ce fait est moins absolu que les deux
précédents. L'identité des coagulations cardiaques et
des bouchons artériels n'est pas aussi positivement démontrée. Mais quand on songe à la marche de la maladie, à l'invasion subite des accidents, qui exclut l'idée
d'un arrêt de circulation lentement développé, on ne
saurait refuser à cette observation une valeur démons-
trative suffisante.

Plus complexe et moins frappant par son évidence,
le fait suivant diffère des observations que je viens de
rapporter avec détail, par quelques-unes de ses conditions étiologiques; mais il renferme néanmoins tous les
éléments nécessaires à la preuve clinique et nécroscopique du genre d'altération artérielle qui nous occupe.

Obs. IV. *Hémiplégie subite du côté gauche sans perte de connaissance. Gangrène spontanée du pied et de la moitié inférieure de la jambe gauche. Douleurs aiguës dans l'extrémité inférieure droite sans gangrène. Dégénérescence athéromateuse très-avancée de l'aorte et des principales divisions artérielles. Obturation de l'artère sylvienne droite par un bouchon fibrineux, sans lésion notable des tuniques dans le point obturé. Occlusion par coagulation sur place de l'artère crurale gauche, suite de rétrécissement athéromateux de la poplitée. Obturation de l'artère crurale droite par un bouchon fibrineux ancien dont l'origine est douteuse.* Observations recueillie à la clinique médicale de la faculté de Strasbourg.

Catherine Meyer, âgée de soixante-sept ans, entra à la clinique le 28 novembre 1855. Six ou sept semaines auparavant, sans prodrome aucun, elle était tombée subitement, sans perdre connaissance, frappée d'hémiplégie du côté gauche. Depuis, les extrémités gauches sont restées affaiblies par une paralysie incomplète. Plus tard, à une époque que la malade ne peut pas bien préciser, un œdème s'est développée au pied et à la jambe gauches, avec refroidissement, insensibilité tactile, mais avec douleurs sous forme d'élancements et de fourmillements très-pénibles; bientôt après, taches bleuâtres violacées, phlyctènes et enfin plaques noires.

Le 26 novembre, pour la première fois, douleur subite avec élancements très-douloureux dans l'extrémité inférieure droite.

A son entrée, le 28 novembre, on constate l'état suivant :

Intelligence assez nette; point de paralysie faciale ni de la langue.

L'extrémité supérieure gauche peut exécuter les mouvements commandés, mais ils sont faibles, incertains, difficiles, et offrent une différence notable de force, quand on les compare à ceux du côté opposé.

L'extrémité inférieure du même côté est frappée de paralysie incomplète; les mouvements de la cuisse sont très-bornés; la jambe et le pied sont immobiles. Mais cette immobilité complète se lie à une gangrène imminente et déjà en partie développée. En effet, le pied et la moitié inférieure de la jambe offrent une teinte livide, bleuâtre, avec phlyctènes nombreuses, tuméfaction œdémateuse légère, froid glacial, insensibilité absolue, taches noires et sèches à la partie postérieure inférieure de la jambe. Les douleurs de l'extrémité gangrenée ont cessé; mais, par contre, douleurs très-vives sous forme d'élancements dans le membre inférieur droit.

Les battements de l'artère crurale gauche, qui est épaissie, sont assez forts au-dessous de l'anneau crural; il est impossible de s'assurer de l'état de l'artère poplitée gauche.

L'artère crurale droite roule sous le doigt comme un vaisseau rempli de matière à injection solide; ses parois sont épaissies, incrustées de matière dure; ses battements, très-faibles, ne se perçoivent que sous forme d'un léger frémissement.

Les artères des extrémités supérieures sont plus épaissies, plus dures que d'ordinaire; mais le pouls y est grand et assez fort.

Pas de bruit anormal dans les artères. Battements du cœur faibles, sans bruit anormal.

Pas de fièvre, appétit conservé, soif (prescription : vin de quinquina; fomentations aromatiques autour du membre gangrené).

Les jours suivants, la malade ne se plaint que des douleurs de l'extrémité droite : elles sont très-aiguës et causent de l'insomnie. Le talon surtout est le siége d'élancements très-pénibles. Pas de lésion apparente de ce membre.

A la jambe et au pied gauche, des escarres noires, sèches, se développent et s'étendent. L'appétit diminue; la malade s'affaiblit visiblement, elle a un mouvement fébrile continu; la langue est sèche (vin de quinquina; opium pour la nuit; fomentations aromatiques).

Le 14, l'extrémité inférieure droite se refroidit; les douleurs y sont incessantes. L'affaissement est général.

Le 15, la malade meurt à une heure du matin.

*Autopsie* faite trente-six heures après la mort.

*Membre gangrené.* Pas de gonflement sensible, coloration livide, violacée, de tout le pied et des deux tiers inférieurs de la jambe gauche. Escarres noires, dures, aux extrémités des orteils et à la jambe. Peau de la jambe épaissie, lardacée, dure, difficile à couper; les muscles sont ramollis et ont un aspect gras livide ; les os sont hypérémiés, livides. Le tissu cellulaire est teint en violet foncé.

Les artères du membre inférieur gauche, à partir de l'iliaque primitive, sont dans un état de dégénérescence athéromateuse et crétacée très-avancé. L'artère poplitée est, dans plusieurs points, rétrécie de moitié par des dépôts athéromateux et calcaires. La tunique interne présente, dans toute la longueur du membre, des taches livides d'imbibition. Toute l'artère crurale, depuis la naissance de la profonde, renferme un caillot remplissant son calibre, d'une teinte rouge foncé, grumeleux, non adhérent aux parois dans sa moitié supérieure. Ce caillot se prolonge, dans l'artère poplitée rétrécie, jusqu'au niveau de la bifurcation. A partir de la région moyenne de la cuisse, le coagulum est décoloré peu à peu ; en même temps, sa consistance augmente. Vers la partie inférieure de l'artère poplitée, il redevient grumeleux et présente une coloration plus foncée. A partir du milieu de la cuisse, il adhère par places à la tunique interne. Ces adhérences sont plus prononcées au niveau des points épaissis de l'artère poplitée. Les divisions de la poplitée contiennent un peu de sanie rougeâtre, mais pas de caillots.

A droite, dans les artères iliaque primitive et iliaque interne, la crurale et ses branches, la dégénérescence athéromateuse est très-avancée ; mais ces artères sont libres. L'iliaque externe est peu dégénérée ; elle présente à l'extérieur deux larges taches noirâtres, ecchymotiques, dans la tunique externe ; du reste, les parois sont saines. Immédiatement au-dessus de la naissance de l'artère crurale profonde, on trouve un caillot ovoïde, remplissant tout le calibre de l'artère, à la tunique interne de laquelle il adhère fortement. Du reste, les parois ne présentent dans ce point qu'une plaque en arc assez étendue, mais pas de lésion inflammatoire. Le coagulum est exactement circonscrit, homogène, et se distingue nettement par sa coloration grisâtre, sa consistance beaucoup plus grande, des caillots foncés, rouge brun, situés plus haut. Son extrémité supérieure est coiffée par du sang coagulé, rouge brun, grumeleux ; ce caillot se prolonge jusqu'à la naissance de l'iliaque externe, sans adhérence aux parois.

L'aorte, dans toute son étendue, est généralement athéromateuse, parsemée de plaques crétacées ; dilatée dans toute sa longueur, elle offre des bosselures avec enfoncements multiples ; sa face interne est rugueuse, mais elle ne contient pas de coagulum adhérent.

Dans le cœur, on trouve la valvule auriculo-ventriculaire gauche épaissie à sa base, mais pas d'autres lésions.

Les artères des extrémités supérieures, les carotides communes offrent quelques plaques, ainsi que l'artère basilaire.

Les artères carotides, à leur entrée dans le crâne, sont rigides, incrustées de plaques calcaires.

L'artère sylvienne droite, vers le milieu de la scissure de SYLVIUS, au niveau de la naissance d'une branche antérieure, est obstruée par un bouchon blanc fibrineux, dur, exactement circonscrit, assez adhérent aux parois artérielles. Les tuniques, dans le point obturé, sont saines et n'offrent aucune incrustation. Au devant de ce corps (vers le cœur), existe un coagulum rouge peu consistant. Au delà, l'artère était perméable.

Dans le lobe antérieur droit du cerveau, au centre de la substance blanche, existent trois foyers de ramollissement, séparés les uns des autres par de la substance blanche intacte. Ces foyers ont la dimension de petites noisettes; ils sont formés par une substance crémeuse, gris jaunâtre, diffluente. A leur circonférence, la substance cérébrale est, dans quelques points, légèrement rosée. Quelques veinules paraissent dilatées; mais il n'existe pas d'hypérémie notable  pas de sablure.

*Réflexions.* Dans cette observation, la lésion anatomique du cerveau est analogue à l'altération cérébrale de la première observation. Sa cause est évidente ; on ne peut l'attribuer qu'à l'obturation de l'artère sylvienne. La question est de savoir si le corps obturant s'est formé sur place, ou si, formé ailleurs, il a été entraîné par le courant sanguin jusque dans l'artère sylvienne. Dans le lieu même de l'obturation, les tuniques artérielles étaient saines ; elles n'étaient pas non plus altérées au-dessus et au-dessous; l'artère n'était point rétrécie ; il n'y a donc aucune cause locale de coagulation du sang dans cette artère. On ne peut pas admettre une coagulation du sang par ralentissement général de la circulation dans les artères cérébrales, et plus spécialement dans l'artère sylvienne. Si un tel ralentissement avait existé, il ne se serait pas formé un bouchon fibrineux très-circonscrit, mais une coagulation étendue à toute la branche artérielle. Le corps obturant est donc venu de plus loin. Mais le siége de sa formation primitive ne peut être positivement indiqué. Remarquons seulement que toute l'artère aorte ascendante et la crosse étaient profondément altérées, dilatées, offrant des surfaces rugueuses, condition éminemment favorable à la formation de concrétions fibrineuses susceptibles d'être immédiatement entraînées.

Peut-être l'obturation de l'artère crurale droite dépend-elle d'une cause analogue. Je n'oserais cependant pas l'affirmer.

Quant à l'oblitération de la poplitée et de la crurale gauche, elle doit être attribuée évidemment à la dégénérescence athéromateuse et crétacée, au rétrécissement consécutif notable, au ralentissement de la circulation et à la coagulation sur place du sang contenu dans l'artère. La gangrène du membre a été la conséquence de l'oblitération artérielle.

Ce fait offre, réunies sur un même sujet, les deux causes les plus ordinaires de l'obturation des artères : l'arrêt de la circulation par rétrécissement, suite de dégénérescence athéromateuse avancée, dans les artères poplitée et crurale gauche, l'arrêt brusque par embolie dans l'artère sylvienne. Si l'anatomie pathologique laissait quelques doutes, ils se dissiperaient en se rappelant l'invasion subite, apoplectiforme de l'hémiplégie. Un effet subit suppose une cause subite.

MM. Virchow, Kirkes, Sibley, Rühle, Tüffnell, Strohl, Legroux, ont publié des observations analogues à celles que je viens de rapporter. Dans quelques-unes de ces observations, l'origine des corps obturants est démontrée, comme dans nos deux premiers faits, par l'analogie de composition de ces corps et des concrétions observées dans le cœur. Dans l'une des observations de Virchow, des concrétions émanées des veines pulmonaires plongeant dans un foyer gangréneux du poumon, avaient produit des obturations par bouchons, en voie de ramollissement, dans l'artère mésentérique supérieure, et des foyers métastatiques gangréneux dans le cœur, le cerveau, le foie, la rate, les reins et la peau. Quelques-uns des autres faits sont également significatifs. Je me contenterai de rapporter l'indication des observations nécroscopiques, qui suffira pour faire apprécier la valeur de ces faits.

### *Observations de M.* Virchow.

I. Épaississement de la valvule mitrale et du pourtour de l'orifice auriculo-ventriculaire; concrétions fibrineuses adhérentes à la valvule. Bouchons dans l'artère carotide, dans l'artère cérébrale, dans l'artère crurale gauche, dans l'artère iliaque droite. Infarctus de la rate.

II. Dégénérescence du tissu musculaire du cœur. Sclérose et crétification des valvules aortiques. Obturation partielle, par concrétions calcaires trouvées dans des coagulums, des artères de l'extrémité inférieure gauche. Oblitération des veines crurales.

III. Adhérences du cœur hypertrophié et du péricarde.

Insuffisance de la valvule mitrale. Concrétions polypiformes dans l'oreillette gauche. Obturation de l'aorte abdominale et des deux iliaques, de l'artère poplitée gauche, des deux artères rénales. Infarctus de la rate.

IV. Hypertrophie du cœur. Sclérose avec crétifications ramollies des valvules aortiques et mitrale. Oblitération de plusieurs branches de l'artère sylvienne. Foyers de ramollissement cérébral anciens et récents. Foyer fibrineux dans la rate. Maladie de BRIGHT ancienne.

V. Oblitération de deux branches de l'artère sylvienne ; foyer circonscrit de ramollissement dans le cerveau. Hydropéricarde. Hypertrophie du cœur ; concrétions fibrineuses anciennes dans l'oreillette droite avec obturation de l'artère pulmonaire. Infarctus du poumon, des reins et de la rate.

VI. Rétrécissement de la valvule mitrale. Oblitération de l'artère mésentérique supérieure, de l'artère iliaque commune droite, de la crurale gauche. Oblitération des extrémités inférieures et de la veine rénale gauche. Infarctus de la rate. Maladie de BRIGHT. Ulcères perforants du duodénum.

*Observations de* SENHOUSE KIRKES.

I. Obturation de l'artère cérébrale moyenne droite. Ramollissement du corps strié et du lobe cérébral droit. Oblitérations de l'artère iliaque primitive droite. Infarctus de la rate et des reins. Cœur hypertrophié ; excroissances verruqueuses multiples de la valvule mitrale.

II. Obturation de l'artère cérébrale moyenne gauche par un bouchon fibrineux de la grandeur d'un grain de froment. Ramollissement cérébral du même côté. Oblitération incomplète de l'artère cérébrale moyenne droite par un corps plus petit. Hypertrophie du ventricule gauche. Excroissances fibrineuses multiples à la valvule mitrale. Obturation, par des corps analogues, de l'iliaque externe droite. Infarctus de la rate et des reins.

*Observations de* SIBLEY.

I. Obturation de l'artère cérébrale moyenne droite par un coagulum fibrineux non adhérent de la grandeur d'un grain de froment. Ramollissement du cerveau à droite. Excroissances fibrineuses de la valvule mitrale parfaitement analogues au coagulum fibrineux de l'artère cérébrale.

II. Obturation de l'artère cérébrale moyenne droite par un corps blanc de la grandeur d'un grain de froment. Ramollissement du cerveau. Excroissances verruqueuses de la valvule mitrale.

*Observations de* RüHLE.

I. Obturation de l'artère sylvienne gauche par un corps calcaire entouré de coagulum fibrineux. Ramollissement du corps strié et de la substance cérébrale du même côté. Hypertrophie du cœur gauche; rétrécissement de l'artère aorte. Insuffisance des valvules sigmoïdes. A la valvule sigmoïde postérieure, concrétion calcaire mobile, entourée de coagulums fibrineux.

II. Obturation de la carotide cérébrale gauche par un coagulum sec fibrineux jaune. Dilatation de l'oreillette gauche du cœur; concrétion fibrineuse de même nature, adhérente à l'orifice mitral, mais flottante, du côté du ventricule gauche.

III. Obturation de l'artère carotide cérébrale gauche par un coagulum solide et élastique. Ramollissement cérébral du même côté. Excroissances verruqueuses et deux coagulums fibrineux solides et adhérents à la valvule mitrale.

### *Observation de* TüFFNELL.

Excroissances fibrineuses de la valvule mitrale. In suffisance des valvules aortiques, recouvertes de masses fibrineuses. Dilatation de l'artère aorte avec athérôme ulcéré. Obturation de l'artère poplitée par un coagulum fibrineux jaune, sans athérôme de l'artère.

### *Observation de M.* STROHL.

Lésion de la valvule mitrale. Concrétions fibrineuses dans l'oreillette gauche. Oblitération des artères vertébrales et sylvienne gauches, avec ramollissement du cerveau à gauche. Oblitération de l'artère iliaque primitive gauche, avec gangrène du membre inférieur gauche.

Ces observations, auxquelles on en pourrait ajouter plusieurs autres, empruntées à des auteurs plus anciens, prouvent qu'il ne s'agit pas ici d'un fait isolé, extraordinaire, absolument rare, mais d'une affection démontrée par des observations cliniques multipliées et par des lésions qui offrent dans leur conditions étiologiques et dans leurs manifestations phénoménales une concordance remarquable.

Tout récemment, M. le docteur CHABOT, dans la *Gazette médicale*, et M. LEGROUX, dans le *Journal hebdomadaire*, ont publié deux observations qui appartiennent à l'ordre de faits qui nous occupe.

ESQUISSE DE L'HISTOIRE GÉNÉRALE DE L'OBTURATION ARTÉRIELLE PAR EMBOLIE, D'APRÈS L'ANALYSE DES FAITS NÉCROSCOPIQUES ET CLINIQUES.

## *Étiologie.*

J'ai déjà élucidé, du point de vue théorique et à l'aide de l'induction scientifique, les principales questions étiologiques que soulève l'obturation artérielle par embolie.

J'ai discuté :

1° Les possibilités d'origine, le mode de formation et la nature des corps solides susceptibles d'être entraînés par le courant sanguin artériel ;

2° Les conditions qui peuvent rendre ces corps libres et flottants ;

3° Leur transport dans les branches périphériques de l'arbre artériel.

Mais l'étiologie positive d'une affection ne repose pas sur des probabilités ou des possibilités scientifiques ; elle doit être fondée sur l'analyse des faits d'observation.

C'est sous ce point de vue expérimental que je compte résumer ce qu'il est permis d'avancer sur les causes connues de l'obturation artérielle.

Il n'existe jusqu'à présent qu'une seule observation qui démontre que des corps trouvés dans des artères obturées peuvent avoir leur point de départ dans les veines pulmonaires. C'est le fait rapporté par M. VIRchow, où, à la suite d'une affection gangréneuse du poumon, il s'est produit, dans les veines pulmonaires, une inflammation avec concrétions fibrineuses en voie de décomposition.

Le cœur gauche a été le point de départ le plus ordinaire des corps obturants. Sur 18 cas d'obturation artérielle, avec affection du cœur, que j'ai analysés, 12 fois des corps solides s'étaient développés sur la valvule mitrale seule, 4 fois sur les valvules aortiques et la valvule mitrale simultanément, 1 fois sur les valvules aortiques seules, 1 fois sur les parois, dans un cas d'insuffisance de la valvule mitrale.

Dans l'immense majorité des cas, la valvule mitrale a donc été le siége de développement des corps obturants.

L'affection cardiaque, cause première des accidents, était, dans la grande majorité des cas, devenue chronique. Dans 3 cas seulement, l'endocardite était peu ancienne et ne datait que de quelques semaines.

La plupart des autres cas se rapportent à des lésions suites d'endocardite subaiguë ou chronique.

Dans 2 cas (nos propres observations), il existait des ruptures de la valvule mitrale.

Des excroissances verruqueuses ont été constatées dans 5 cas; des concrétions fibrineuses dans 3 cas, dans les autres cas, c'étaient des incrustations calcaires et fibrineuses, et, une fois, un simple épaississement, qui, probablement, avait produit des concrétions fibrineuses immédiatement entraînées.

Dans l'aorte ou dans ses principales divisions, la formation des corps obturants n'a pas été, jusqu'à présent, positivement démontrée.

Dans notre troisième observation, la concrétion de l'artère sylvienne a probablement pris naissance dans le tronc aortique ascendant.

La dégénérescence athéromateuse offre néanmoins des conditions tellement favorables à la production de corps solides susceptibles de se détacher, que l'observation ultérieure ne tardera pas, sans doute, à révéler un rapport étiologique infiniment moins rare.

*Nature des corps obturants.*

La nature des corps obturants n'a pas été toujours assez rigoureusement déterminée dans les observations publiées jusqu'ici. Certaines relations nécroscopiques mentionnent simplement des concrétions ou des bouchons fibrineux plus ou moins anciens.

Dans nos deux premières observations, c'étaient des fragments identiques avec les corps implantés sur la valvule mitrale. VIRCHOW et RÜHLE rapportent des faits analogues. Une analyse microscopique exacte est indispensable pour recueillir toutes les données nécessaires à la détermination des corps obturants. Cette analyse ne devra pas être négligée dans les observations ultérieures.

Il importe de ne pas confondre les corps obturants avec les coagulations secondaires formées sur place, qui remplissent également quelquefois le calibre du vaisseau, surtout en amont de l'obturation. Dans les cas d'obturation récente, cette distinction est facile, en raison des différences frappantes de coloration, de consistance et de composition, qui existent entre le caillot sanguin et les concrétions fibrineuses emboliques ou les corps étrangers d'origine plus ancienne. Dans les cas d'obturation ancienne, la distinction n'est pas toujours facile à faire ; car les corps obturants et les coagulations fibrineuses formées sur place subissent des transformations analogues et finissent par disparaître plus ou moins complétement, comme nous l'indiquerons plus loin.

Le volume des corps obturants est, en général, proportionnel au calibre du vaisseau ; il peut même paraître supérieur en raison du retrait de l'artère en dessous du point obturé, qui offre alors une distension apparente. La forme du corps obturant est variable. Dans les petits artères, on a trouvé des corps arrondis, ovoïdes ou irréguliers. D'autres fois, surtout dans les artères plus volumineuses, ce sont des bouchons fibriniformes plus ou moins longs, mais qui d'ordinaire ne dépassent pas un ou deux centimètres. D'une coloration ordinairement blanche, rosée ou jaunâtre, ces corps offrent une consistance variable, fibrineuse ou crétacée. Virchow rapporte un cas où le corps obturant avait une consistance très-dure, cartilagineuse. Quand des concrétions fibrineuses obturantes sont déjà anciennes, leur centre est quelquefois ramolli, de consistance caséeuse, grumeleuse ou semi-fluide.

*Siége des obturations.*

Un fait remarquable, mis en évidence par toutes les observations, c'est la multiplicité des obturations, d'ordinaire successives.

L'obturation multiple et successive se produit généralement, dans différentes branches de l'arbre artériel, chez le même sujet. Notre deuxième observation en est un des exemples les plus remarquables. Nous y voyons, en effet, une obturation de l'artère carotide externe, de l'artère carotide interne, de l'artère brachiale, des artères iliaques, de l'artère rénale gauche et de l'artère splénique. Les cas où une seule artère a été trouvée obturée sont ceux où la mort a eu lieu par suite de cette obturation unique.

L'obturation multiple peut se produire également dans une seule et même artère, quand des bouchons, de volume de plus en plus considérable, sont successiment lancés dans un tronc artériel. Dans ce cas, les corps obturants peuvent être séparés les uns des autres par des coagulations secondaires, différentes d'âge, et, par conséquent, de couleur et de consistance. Notre deuxième observation démontre ce fait remarquable dans les artères des extrémités inférieures et dans l'artère splénique.

La multiplicité et la successivité des lésions artérielles dépendent évidemment de ce que les fragments des corps solides développés dans le cœur se détachent et sont entraînés successivement par le courant sanguin.

Les artères qu'on a trouvées le plus fréquemment obturées sont : l'artère sylvienne, l'artère carotide cérébrale, les artères des extrémités supérieures et inférieures, l'artère splénique, les artères rénales, les artères mésentériques, l'artère carotide externe.

Il est infiniment probable que les conditions anatomiques, l'angle de bifurcation, le volume des branches artérielles, etc., jouent un grand rôle dans la fréquence du siége de l'obturation. Il serait prématuré d'établir, quant à présent, des probabilités théoriques à cet égard.

Quant à l'analyse numérique des observations connues, il faut se garder d'en tirer une conclusion définitive. C'est ainsi que la fréquence des obturations de l'artère sylvienne se présente avec un chiffre prépondérant remarquable ; mais il pourrait se faire que ce chiffre n'apparût ainsi que parce que les lésions graves et très-souvent mortelles que provoque l'obturation de l'artère sylvienne ont attiré plus spécialement les recherches de ce côté, tandis que l'examen des autres artères est beaucoup plus négligé. Les infarctus spléniques et rénaux qui, selon moi, dépendent de l'obturation des branches artérielles afférentes, sont beaucoup plus fréquents que le ramollissement cérébral, mais ils sont peu graves ; ils ont été autrement expliqués, et l'on avait négligé l'examen des rameaux artériels des divisions de l'artère splénique et de l'artère rénale.

Par la même raison, il pourrait se faire que l'obturation des petits rameaux artériels fût plus fréquente que celle des gros troncs. Il appartient à des recherches ultérieures de résoudre cette question de siége.

Une autre particularité très-remarquable, relative au siége de ce genre d'obturation, c'est qu'elle s'effectue d'ordinaire au point de bifurcation des artères ou, dans les troncs, immédiatement au-dessous de l'émergence d'une branche principale. Ce fait s'explique par le volume des bouchons cheminant librement tant que leur diamètre est en rapport avec celui des artères, et s'arrêtant brusquement au point où les vaisseaux se rétrécissent, s'infléchissent ou passent par des canaux aponévrotiques ou osseux.

*Des effets locaux de l'obturation artérielle embolique et
des lésions consécutives produites dans les artères obturées.*

La première conséquence de l'obturation d'une artère par un corps solide arrêté dans sa cavité, consiste
dans l'arrêt de la circulation du sang. La colonne sanguine qui remplissait l'artère est, si je puis dire, di-
visée en deux parties, l'une au-dessus du bouchon,
l'autre au-dessous. Le sang arrêté au-dessus du point
obturé distend l'artère, se coagule immédiatement et
coiffe le corps obturant. Ce coagulum consécutif se
prolonge jusqu'à la première artère collatérale, absolument comme cela a lieu après la ligature d'une artère.
Au-dessous, l'artère revient sur elle-même, se rétrécit
sur le sang autant que le permettent son élasticité et
sa tonicité. Le coagulum inférieur est donc moins volumineux, quelquefois mince, filiforme ; l'artère même
peut se vider complétement, comme cela se passe sur
le cadavre.

Quand la circulation de retour est très-gênée, comme
dans notre troisième observation, le sang se coagule
au-dessous des bouchons, dans les divisions artérielles,
et jusque dans les grosses veines.

Je ne décrirai pas d'une manière spéciale le mode
de formation de la circulation collatérale qui s'établit
ou ne s'établit pas, suivant le siége de l'obturation et
suivant les conditions locales. Ce fait est parfaitement
connu et suffisamment élucidé par des expériences et
par les observations de la chirurgie. Je dirai seulement
que l'intégrité des artères est une des conditions les

plus favorables à l'établissement prompt d'une circulation collatérale suffisante, et que les obturations qui se produisent dans des artères athéromateuses sont, sous ce rapport, infiniment plus graves.

Quand la circulation est complétement arrêtée dans un membre, le sang peut se coaguler secondairement dans les veines afférentes. Plusieurs observations constatent ce fait.

Au début, le corps obturant n'exerce sur les parois et les tuniques artérielles qu'une influence purement mécanique ; aussi le corps est-il peu ou point adhérent et les tuniques artérielles sont-elles saines. Mais bientôt l'effet se complique de phénomènes organiques qui se passent dans le corps obturant lui-même, entre lui et les parois du vaisseau, dans le caillot consécutif et dans les tuniques artérielles elles-mêmes. La succession de ces phénomènes produit l'altération progressive que l'autopsie révèle dans les obturations plus ou moins anciennes.

Le corps obturant, d'ordinaire fibrineux, contracte des adhérences de plus en plus intimes avec la tunique interne ; des adhérences analogues se produisent entre cette tunique et le caillot consécutif, de sorte qu'au bout d'un certain temps il devient impossible de détacher les concrétions sans enlever ou déchirer la tunique interne. La tunique externe s'enflamme, s'épaissit, contracte des adhérences avec la gaîne et les tissus voisins ; en un mot, il se produit consécutivement une artérite. Cette inflammation secondaire est circonscrite et quelquefois ne dépasse pas notablement le point obturé. Elle est l'effet et non la cause de l'obturation.

Le coagulum consécutif et le corps fibrineux obturant subissent une transformation successive ; ils se décolorent, quelquefois se ramollissent, mais plus souvent encore deviennent de plus en plus denses, élastiques, comme ligamenteux, de moins en moins volumineux, de sorte que, finalement, les tuniques artérielles épaissies se confondent, avec leur contenu, en une espèce de tissu dense et fibreux.

### Des effets éloignés de l'obturation artérielle.

Les effets éloignés que peut produire l'obturation artérielle varient selon qu'une circulation collatérale parvient à s'établir plus ou moins complétement, ou selon qu'il se produit un arrêt plus ou moins complet et permanent de la circulation dans les divisions de l'artère devenue imperméable.

Ils varient encore selon la nature des organes dans lesquels l'artère obturée se distribue.

Dans le premier cas, la circulation momentanément entravée peut bien produire des phénomènes fonctionnels plus ou moins graves, mais elle n'entraîne pas de lésion matérielle permanente dans le tissu des organes.

Dans le second cas, au contraire, des lésions consécutives remarquables traduisent l'arrêt de la circulation artérielle.

Ces lésions varient d'aspect et de forme dans les différents organes, mais leur cause première est toujours la même ; c'est l'arrêt de la circulation, non-seulement dans l'artère, mais aussi dans les capillaires et dans les veines efférentes.

Dans les membres, les effets de l'obturation des

troncs artériels ont été le mieux étudiés et sont depuis longtemps connus. Dans les cas où la circulation collatérale ne se rétablit pas, ces effets se traduisent par le développement de la gangrène, dont l'histoire pathologique est suffisamment connue. Je crois donc pouvoir m'abstenir d'entrer, à cet égard, dans une description de détails inutile.

Dans le cerveau, l'obturation de l'artère sylvienne, la plus fréquemment observée, produit une altération remarquable de la pulpe cérébrale. Il n'est pas convenable de désigner d'emblée cette lésion consécutive par la dénomination de *ramollissement*. Le ramollissement n'est que l'expression de l'évolution ultérieure de la lésion. Dans notre première observation, le tissu cérébral, altéré et jaune, n'était ramolli que dans deux points assez circonscrits; le reste offrait une densité presque aussi grande que la substance blanche voisine. L'analogie d'aspect de cette lésion cérébrale circonscrite avec l'infarctus splénique était frappante. Je crois que le nom d'*infarctus fibrineux* convient le mieux à ce genre d'altération. Elle résulte évidemment de la coagulation du sang dans tout le système capillaire qui dérive de l'artère oblitérée. Et c'est l'altération consécutive de la fibrine coagulée et du tissu cérébral lui-même qui amène les changements de consistance. Dans un tissu aussi délicat que le cerveau, ce changement aboutit d'ordinaire à un ramollissement; mais il n'est pas certain que le ramollissement soit toujours le résultat de la lésion. Il est infiniment probable que certaines indurations cérébrales circonscrites, dont la nature et le mode de formation sont encore un problème pour beaucoup de pathologistes, n'ont pas d'autre origine que l'obturation de quelques rameaux des artères cérébrales.

Quoi qu'il en soit, les foyers d'altération du cerveau offrent généralement une teinte jaune ; ils sont exactement circonscrits, d'ordinaire plus mous, en totalité ou en partie, que le reste de la substance cérébrale.

On ne peut assimiler d'emblée ces lésions à la gangrène. Elles dérivent sans doute d'une cause analogue à celle de la gangrène des membres ; mais elles ont une plus grande analogie avec les infarctus de la rate et des reins, qui ne sont rien moins que des foyers gangréneux.

Dans la rate et dans les reins, l'anatomie pathologique avait depuis longtemps constaté des lésions remarquables, exactement circonscrites, des foyers cunéiformes en général, occupant la circonférence de ces organes par leur base, et s'enfonçant, sous forme de pyramide tronquée, dans l'épaisseur du tissu. La consistance de ces infarctus est variable. Souvent, quand ils sont anciens surtout, leur densité est plus grande que celle du parenchyme splénique et rénal. Ils offrent d'ordinaire une teinte rose jaunâtre ; dans la rate, c'est quelquefois une teinte lie de vin ; mais quand ils sont très-récents, ils ressemblent à des foyers de sang coagulé. Plus tard, ils se décolorent tout à fait, deviennent blanc sale, grisâtre.

La coïncidence fréquente de ces lésions avec les affections endocardiques est depuis longtemps connue ; presque toutes les observations d'embolie artérielle constatent cette coïncidence. J'ai pu démontrer, dans mes deux premières observations, l'obturation des artères afférentes aux points où siégent ces lésions. Elles sont à l'obturation des rameaux des artères splénique et rénale ce que le ramollissement du cerveau est à l'obturation de l'artère sylvienne.

Il est infiniment probable que l'obturation des rameaux artériels peut produire des effets analogues dans d'autres organes. L'anatomie pathologique n'a pas encore dit le dernier mot à cet égard.

*Considérations générales sur le diagnostic et le pronostic de l'oblitération artérielle par embolie.*

Les symptômes de l'obturation artérielle varient nécessairement suivant les vaisseaux obturés. Il est certaines lésions de ce genre qui sont et resteront sans doute toujours latentes ; de ce nombre sont les obturations des divisions des artères splénique[1] et rénale. Il en est d'autres, au contraire, qui se traduisent, au lit du malade, par des phénomènes remarquables. De ce nombre sont :

1° L'obturation des troncs artériels des membres ;

2° L'obturation des artères cérébrales.

I. Les symptômes qui caractérisent l'obturation des artères des membres peuvent être distingués en primitifs et consécutifs.

Les symptômes primitifs dérivent directement de l'arrêt subit et plus ou moins complet de la circulation. Dans un petit nombre de cas (observation de HOGDSON), l'affection s'était annoncée par une sensation douloureuse subite survenue, pendant un mouvement, dans le trajet de l'artère.

---

[1] Il est à remarquer que dans les cas d'infarctus splénique nous avons noté deux fois des frissons répétés.

Les symptômes primitifs de l'arrêt de la circulation sont :

1° Des sensations de fourmillement, de picotement, d'engourdissement pénibles. Ces sensations se transforment rapidement en douleurs lancinantes très-aiguës et souvent presque intolérables, qui simulent les douleurs névralgiques. Ces phénomènes dépendent manifestement de l'impression que produit la perturbation profonde de la circulation sur les nerfs sensitifs.

2° L'aspect cadavéreux du membre, la pâleur, l'anémie des téguments, qui prennent une teinte livide, dans les cas de gangrène imminente.

3° L'abaissement notable de température, le refroidissement du membre.

4° La motilité est souvent conservée, mais les mouvements sont difficiles ; au début, la sensibilité tactile n'est pas abolie.

5° La cessation des battements artériels, dans les divisions du tronc obturé et dans le tronc lui-même, au-dessous du point obturé.

6° La plénitude de l'artère, sans battement, au point obturé et au-dessus jusqu'à la première collatérale. L'artère est dure, roulante sous les doigts, et, tout au début, elle n'est pas douloureuse à la pression.

Les symptômes consécutifs dérivent : 1° De l'artérite secondaire qui se développe dans le point obturé ; ce sont des douleurs dans le trajet de l'artère, douleurs spontanés, augmentant par le mouvement et par la pression ; 2° de l'établissement plus ou moins complet ou de l'arrêt permanent de la circulation. Selon que cette circulation collatérale s'établit ou non, les symptômes consécutifs varient.

Dans le premier cas, ces sensations pénibles d'engourdissement, de fourmillement, d'élancement, diminuent, et, dans les conditions les plus favorables, la douleur lancinante n'acquiert pas une grande intensité. L'aspect cadavéreux cesse et la peau reprend sa coloration normale. La chaleur reparaît et, dans les divisions artérielles, la palpation parvient à distinguer de très-légers battements de retour. Au bout de quelque temps, tous les symptômes fonctionnels peuvent disparaître complétement; mais le pouls reste filiforme, faible, très-petit, souvent à peine perceptible, au-dessous du point obturé et dans les branches de l'artère. Pendant longtemps l'artère obturée reste roulante sous le doigt.

Dans le second cas, l'aspect cadavérique du membre se transforme en une teinte livide générale, ou par plaques ou marbrures. Un certain degré de tuméfaction se manifeste, le refroidissement persiste, les mouvements sont abolis, la sensibilité tactile s'éteint; mais, par contre, des douleurs aiguës souvent atroces tourmentent incessamment le malade. Puis surviennent des phlyctènes, des escarres, et enfin tous les symptômes locaux de la gangrène. Cette gangrène peut être générale ou partielle, sèche ou humide; ces diverses formes ont été observées. La gangrène humide se développe d'autant plus volontiers que les malades, d'ordinaire atteints de lésions organiques du cœur, ont un certain degré d'œdème des membres, antérieur à l'obturation artérielle (obs. III).

Quant aux phénomènes généraux, ils sont variables. L'invasion est souvent annoncée par dés étouffements, de l'anxiété, de l'agitation, du trouble dans la circulation générale, des vomissements, l'accélération du pouls, la chaleur et surtout des sueurs abondantes. Ce dernier symptôme a été noté dans la plupart des observations.

Dans les cas où la circulation collatérale s'établit, les accidents généraux s'amendent et peuvent disparaître ; mais, comme d'ordinaire il se produit dans ce cas des obturations successives d'autres artères internes, et que l'affection cardiaque elle-même persiste, il se développe une série d'accidents variables, des sensations douloureuses variées, des mouvements fébriles irréguliers, des frissons, des sueurs abondantes, des étouffements, des palpitations, etc., symptômes qui se terminent par l'épuisement progressif des malades, par le marasme, des hydropisies, etc.

Les symptômes généraux qui s'associent à la gangrène sont trop connus pour que j'insiste sur les détails de leur description. Ces symptômes sont, du reste, variables selon la forme, l'étendue et les différentes phases d'évolution de la gangrène.

II. L'obturation des artères cérébrales n'a encore été observée que dans les artères sylvienne et carotide interne. Il n'existe pas, dans ces cas, de phénomènes locaux accessibles à l'investigation directe, comme dans la lésion des artères des membres. Les symptômes sont l'expression de la perturbation des fonctions cérébrales consécutives à l'arrêt, passager ou permanent, de la circulation encéphalique.

L'ensemble de ces perturbations fonctionnelles simule une attaque apoplectiforme. L'invasion est aussi brusque, aussi instantanée que celle des accidents de l'hémorrhagie cérébrale ; les symptômes sont absolument les mêmes. C'est tantôt une perte subite de connaissance avec hémiplégie complète ou incomplète, tantôt une hémiplégie subite, sans perte de connaissance (obs. IV). Dans les cas d'obturation de l'artère sylvienne ou d'une de ses principales divisions, l'hémiplégie subite est le symptôme prédominant. Cette hémiplégie reste, en général, permanente s'il ne s'établit pas de circulation collatérale suffisante, ce qui est presque impossible dans les cas où le tronc de l'artère sylvienne est lui-même obturé. Dans ce cas, on voit survenir consécutivement de la contracture, des frémissements musculaires, et tous les symptômes qui caractérisent le ramollissement. Les symptômes de l'hémiplégie plus ou moins complète, au moment de l'invasion, peuvent s'amender progressivement quand la lésion cérébrale consécutive est très-circonscrite (obs. IV). Il est probablement des cas d'obturation des rameaux de l'artère sylvienne qui peuvent simuler des hémorrhagies cérébrales très-circonscrites, et où les symptômes de paralysie incomplète peuvent finir par disparaître plus ou moins complétement.

Quand l'artère carotide interne est le siége de l'obturation, l'attaque apoplectiforme est plus complète ; la perte de connaissance prédomine au début et les accidents paralytiques peuvent être moins intenses (obs. II). Comme le cercle artériel permet, dans ce cas, l'établissement plus facile d'une circulation collatérale, les accidents cérébraux, très-intenses au début, peuvent s'amender rapidement, la connaissance peut revenir au bout d'un certain temps, et l'hémiplégie incomplète peut disparaître (obs. IV). Si la circulation collatérale est insuffisante, l'amendement ne sera que passager, et l'on observera consécutivement les symptômes caractéristiques d'un ramollissement secondaire circonscrit.

Il résulte de cet exposé que, du point de vue symptomatique, l'obturation des artères offre la plus frappante analogie avec les phénomènes de l'hémorrhagie et de certains ramollissements aigus du cerveau. Cette analogie est si frappante qu'il est absolument impossible d'établir le diagnostic sur une appréciation des perturbations fonctionnelles. Ces deux affections ne diffèrent ni par elles-mêmes, ni par leur marche, ni par leur enchaînement. C'est ailleurs qu'il faut chercher les éléments du diagnostic. En effet, indépendamment des phénomènes locaux caractéristiques de l'arrêt de la circulation dans les membres ou des perturbations fonctionnelles qui peuvent être rapportées à ce genre de lésion dans les artères cérébrales, il est de la plus haute importance, pour le diagnostic, de tenir compte des faits suivants, qui sont communs à toutes les affections de ce genre.

1° L'existence antécédente ou concomitante d'une maladie organique du cœur ou des gros vaisseaux, et plus-spécialement l'existence, constatée par une investigation attentive, d'une lésion des orifices gauches, mitral ou aortique, de polypes du cœur, de la dégénérescence athéromateuse des grosses artères ou d'une affection susceptible de s'étendre aux veines pulmonaires, comme la gangrène du poumon.

2° L'invasion subite d'accidents qui peuvent être rapportés à l'arrêt de la circulation dans les artères des membres ou du cerveau.

3° Le développement successif d'accidents multiples

susceptibles d'être rapportés à l'arrêt de la circulation dans différentes artères.

Il est des cas cliniques où toutes ces conditions se trouvent réunies. Dans les cas de ce genre, le diagnostic peut être positivement établi au lit du malade.

En appréciant à leur juste valeur les conditions étiologiques spéciales, le mode de développement, la marche et la nature des accidents, il m'a été possible, dans deux des observations citées, d'affirmer positivement l'existence d'une obturation embolique des artères. Si la nature de l'affection cérébrale a été méconnue dans la première observation, il faut l'attribuer à une faute commise : l'insuffisance de l'examen de l'organe central de la circulation. Et si, dans la troisième observation, la gangrène est venue, si je puis dire, nous surprendre comme un fait insolite, c'est qu'à cette époque (1847) la nature des lésions artérielles emboliques et leur fréquence à la suite d'affections du cœur étaient généralement ignorées. A l'avenir, les erreurs de diagnostic seront plus rares, et les accidents artériels, qui peuvent paraître encore aujourd'hui des accidents exceptionnels, seront observés plus fréquemment, parce qu'ils seront moins souvent méconnus.

Il est inutile de revenir encore une fois sur la gravité absolue ou relative de la lésion artérielle qui nous occupe. Je n'entrerai pas davantage dans l'examen du pronostic ; car ses éléments ne sont qu'une déduction de l'histoire générale de la maladie, telle que je viens de l'esquisser.

Quant au traitement, si des indications rationnelles

sont faciles à établir, les moyens de remplir ces indications sont excessivement précaires et généralement in-
suffisants. La cause de l'obturation artérielle, les polypes, les excroissances, les concrétions fibrineuses
du cœur, les lésions des valvules aortiques et mitrales,
la dégénérescence athéromateuse des artères, sont des
affections généralement incurables. L'indication cau-
sale peut bien être formulée; mais l'arsenal thérapeu-
tique ne contient aucun remède efficace pour la remplir. Comme il est infiniment probable que la dyscrasie
fibrineuse du sang représente une des conditions les
plus favorables à la production de concrétions fibrineuses multiples, il serait rationnel d'employer des
agents thérapeutiques capables d'exercer sur le sang
une influence fluidifiante. Les préparations alcalines, le
bi-carbonate de soude, le nitrate de potasse, les mer-
curiaux, pourraient être tentés en vue de remplir cette
indication. J'ai employé le bi-carbonate de soude chez
un de mes malades ; il n'a pas empêché la production
d'obturations successives multiples; mais il est à remarquer que la circulation collatérale s'est développée
partout avec une extrême facilité. Était-ce en raison de
l'état généralement sain des parois artérielles, ou en
raison de la fluidité plus grande du sang, qui aurait empêché la formation de coagulations secondaires trop
étendues? Je ne sais. Mais il est de fait, qu'à l'autopsie,
le sang contenu dans les vaisseaux et dans le cœur était
diffluent et ne présentait pas de traces de la coagulation
cadavérique ordinaire.

La régularisation des contractions cardiaques et
l'emploi de tous les agents hygiéniques et médicamen-
teux qui peuvent empêcher les embarras de la circu-

lation, s'offrent à l'esprit du praticien comme un moyen de diminuer les chances de la reproduction facile des accidents. La digitale, qui, administrée à doses convenables, exerce sur l'activité cardiaque une influence régulatrice, peut être employée dans ce but ; mais il faudra éviter les doses hyposthénisantes, qui pourraient devenir plus dangereuses qu'utiles.

Quand une obturation s'est produite, tout dépend de l'établissement d'une circulation collatérale suffisante. Je ne sais si l'emploi de la chaleur artificielle sur les membres refroidis est bien réellement utile. Généralement la chaleur sèche ou humide est mal supportée ; elle augmente les élancements douloureux qui tourmentent incessamment les malades. Des applications froides soulagent au contraire et, comme palliatif, sont certainement préférables. Ne pourrait-on pas espérer quelque chose des affusions froides répétées, employées dans le but de réveiller et d'activer la contraction tonique des petits vaisseaux ? Chez un de nos malades, les affusions en arrosoir sur la tête ont amené très-vite le retour de la connaissance et la disparition des accidents paralytiques ; il est vrai que c'était un cas d'obturation de l'artère carotide interne, à sa seconde courbure, un cas, par conséquent, où la circulation collatérale a pu s'établir facilement par le cercle artériel (obs. II).

Dans un cas d'obturation de l'artère sylvienne, les affusions froides en arrosoir ont également été pratiquées ; elles ont produit une certaine amélioration dans l'état de stupeur du malade ; mais la paralysie est restée permanente jusqu'à la mort ; la circulation collatérale ne pouvait pas se rétablir par les petits vaisseaux capillaires (obs. I^{re}). Je n'ai pas tenté ce moyen dans les cas d'obturation des artères des membres.

Le plus souvent le praticien sera réduit à l'indication symptomatique. Dans cette catégorie, je range le traitement de l'artérite consécutive à l'obturation ; elle peut exiger l'emploi d'une médication antiphlogistique plus ou moins énergique. Les douleurs violentes, souvent atroces, peuvent nécessiter l'emploi de l'opium à haute dose ou celui d'autres narcotiques.

Quant au traitement de la gangrène consécutive, il ne présente rien de spécial et doit être institué selon les règles de la chirurgie.

L'amputation du membre gangréné me paraît offrir peu de chances de succès chez des malades menacés d'obturations multiples ultérieures, chez des sujets ordinairement atteints d'affections chroniques du cœur ou de dégénérescence athéromateuse de l'arbre artériel.

Il est pénible de ne pas pouvoir élever nos moyens thérapeutiques à la hauteur du diagnostic. En médecine, cependant, c'est quelque chose déjà que d'apprécier plus exactement la nature d'une affection ; et mon but est atteint, si j'ai pu faire mieux comprendre une affection peu connue et bien digne de fixer l'attention des hommes de science de mon pays.

## CONCLUSIONS GÉNÉRALES.

I. Des concrétions fibrineuses, ou des corps solides formés dans le cœur ou dans les gros vaisseaux à sang rouge, peuvent se détacher de leur siége primitif, être transportés par le torrent circulatoire et obturer différentes branches secondaires de l'arbre artériel.

II. Ce fait n'est ni absolument rare, ni exceptionnel ;
il constitue une affection spéciale et très-remarquable
des artères, qui peut être désignée, d'après VIRCHOW,
sous le nom d'*embolie artérielle*.

III. L'existence de cette affection est prouvée :

*a*) Par l'induction scientifique, qui démontre la possibilité de la formation de corps solides dans le cœur et
les gros vaisseaux à sang rouge, la probabilité que des
corps de ce genre peuvent devenir libres et flottants,
et par l'expérimentation, qui prouve que le courant
sanguin peut les entraîner au loin ;

*b*) Par des observations cliniques et nécroscopiques
nombreuses, concluantes, concordantes entre elles, et
qu'il est impossible d'interpréter autrement ;

*c*) Par des recherches nécroscopiques, qui démontrent directement, dans certains cas, la spécialité et
l'identité de certains corps observés simultanément dans
le cœur et dans les bouchons obturants des artères.

IV. L'embolie artérielle est donc une maladie réelle,
longtemps méconnue, assez fréquente et fort grave.
Cette maladie doit prendre rang dans le cadre nosologique ; elle mérite toute l'attention des cliniciens et des
anatomo-pathologistes.

V. L'embolie artérielle a été observée à la suite :

*a*) De phlébite gangréneuse des veines pulmonaires ;

*b*) D'affections organiques du cœur gauche ;

*c*) De dégénérescence athéromateuse des gros troncs
artériels.

VI. Sa cause la plus fréquemment observée réside
dans des concrétions fibrineuses ou calcaires, ou des
excroissances polypiformes développées sur la valvule
mitrale et entraînées par le courant sanguin.

VII. La forme, le volume, la consistance, la coloration et la nature des corps obturants sont variables et diffèrent notablement, selon que l'obturation que l'on examine est ancienne ou récente. Dans le premier cas, ces corps peuvent avoir subi des transformations qui les rendent méconnaissables ; dans le second, il est possible de constater leur nature fibrineuse, calcaire, verruqueuse, etc.

VIII. Quand les malades ne succombent pas à une première obturation artérielle, il s'en produit ordinairement d'autres. La multiplicité et la successivité des lésions artérielles est un des caractères de la maladie.

IX. L'obturation multiple peut se produire successivement de la périphérie vers le cœur, dans différents points d'une même branche artérielle ou dans des divisions artérielles différentes.

X. Les artères que l'on a trouvées le plus souvent obturées sont : les artères sylvienne, carotide interne, celles des extrémités inférieures et supérieures, les artères splénique et rénales, l'artère carotide externe, les mésentériques, etc.

XI. L'obturation se produit d'ordinaire au point de rétrécissement d'une branche artérielle, immédiatement au-dessous de la bifurcation ou du point de départ d'une grosse branche, dans les points où une artère s'infléchit ou traverse des canaux aponévrotiques ou osseux.

XII. Au début de l'obturation embolique, les tuniques artérielles sont saines ; le bouchon obturateur est coiffé par un coagulum récent qui s'étend, au-dessus, jusqu'à la prochaine collatérale ; au-dessous, l'artère peut être vide ou remplie par des coagulations sanguines récentes.

XIII. Les bouchons obturateurs diffèrent des caillots secondaires par leur couleur, leur consistance, leur composition.

XIV. A la suite d'une obturation artérielle, la tunique externe peut s'enflammer consécutivement; le bouchon contracte des adhérences avec la tunique interne, et le tout se transforme en un tissu comme ligamenteux.

XV. Si, à la suite d'une obturation artérielle, il s'établit une circulation collatérale suffisante, la lésion reste locale et n'entraîne que des perturbations fonctionnelles passagères.

XVI. Si, à la suite d'une obturation artérielle, la circulation collatérale est nulle, incomplète ou insuffisante, des altérations consécutives se produisent dans les organes auxquels l'artère se distribue.

XVII. A la suite de l'obturation des artères des membres, sans circulation collatérale, il se produit un arrêt de circulation qui entraîne la mortification et la gangrène; celle-ci est générale ou partielle, sèche ou humide.

XVIII. Dans les organes parenchymateux, l'obturation des branches artérielles produit des infarctus sanguins ou fibrineux très-exactement circonscrits.

XIX. Dans le cerveau, l'infarctus donne ordinairement lieu au ramollissement jaune; mais il est infiniment probable que certaines indurations circonscrites dépendent de l'obturation de ramuscules artériels.

XX. Dans la rate et dans les reins, l'infarctus, suite d'obturation, constitue une lésion toute spéciale, exactement circonscrite, de forme ordinairement conique, de coloration variable, selon son ancienneté, et souvent plus dense que le reste du parenchyme.

XXI. Il est probable que l'embolie des petites artères peut produire d'autres lésions, encore peu connues, des organes parenchymateux.

XXII. Les symptômes de l'embolie artérielle varient suivant les artères obturées.

XXIII. L'embolie des artères cérébrales produit des perturbations fonctionnelles analogues à l'attaque d'apoplexie. Les symptômes ne diffèrent pas de ceux de l'hémorrhagie cérébrale ou du ramollissement aigu.

XXIV. L'embolie des artères des membres se traduit par des sensations d'engourdissement, de fourmillement, d'élancements douloureux dans les membres, par le refroidissement, la cessation des battements artériels. Ces accidents peuvent disparaître si une circulation collatérale s'établit. Dans le cas contraire, les symptômes ultérieurs sont ceux de la gangrène générale ou partielle, sèche ou humide.

XXV. L'embolie des artères splénique et rénales est d'ordinaire latente.

XXVI. Le traitement de cette affection ne peut être, quant à présent, que palliatif et symptomatique.

9 782019 638924